BARON DE FLEURY

CHEVAL DE CHASSE
ET DE SERVICE

L'HYGIÈNE — LA CONDITION — LE TRAITEMENT

SUIVI D'UN

MANUEL VÉTÉRINAIRE

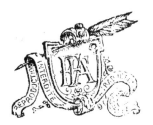

PARIS

AMYOT, ÉDITEUR, 8, RUE DE LA PAIX

—

1875

AMYOT, ÉDITEUR, 8, RUE DE LA PAIX, PARIS

A. D'HOUDETOT. Le Chasseur rustique, contenant la théorie des armes, du tir, et de la chasse au chien d'arrêt en plaine, au bois, au marais, sur les bancs; suivi d'un traité complet sur les maladies des chiens par *J. Prudhomme*, avec un dessin d'Horace Vernet. 3e édition. 1 volume in-8. 5 fr. »

— La petite vénerie ou la chasse au chien courant, avec un dessin d'Horace Vernet. 1 volume in-8. 5 fr. »

— Braconnage et contre-braconnage. Description des pièges et engins, moyens de les combattre et d'assurer la propagation de toute espèce de gibier, avec un dessin d'Horace Vernet. 1 volume in-8. 5 fr. »

— Les femmes chasseresses, avec un dessin d'Horace Vernet. 1 volume in-12 3 fr. 50

— Dix épines pour une fleur. Petites pensées d'un chasseur à l'affût. 1 joli volume in-12, avec encadrements en couleur, 3e édition augmentée. 3 fr. 50

T. BONIE, *Lieutenant colonel de cavalerie*. Fond et vitesse d'une troupe de cavalerie en campagne. — Influence du poids et de la nourriture sur le fond et la vitesse. — Équitation militaire. — Entrainement. 1 volume in-18. 2 fr. 50

— Campagne de 1870. La cavalerie française 1 vol. in-18. 2 fr. 50

PONSON DU TERRAIL. Les chiens de chasse, récits d'automne. — Le chien d'arrêt. — Les chiens courants. — Une chasseresse sous Louis XV. — Chez mon Grand-Père. — Le tueur d'ours. 1 volume in-18 illustré. 3 fr. 50

POISSY. — TYP. S. LEJAY ET CIE.

CHEVAL DE CHASSE

ET DE SERVICE

Poissy. — Typ. S. LEJAY et Cie.

CHEVAL DE CHASSE

ET DE SERVICE

L'HYGIÈNE — LA CONDITION — LE TRAITEMENT

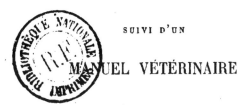

SUIVI D'UN

MANUEL VÉTÉRINAIRE

PAR

LE BARON DE FLEURY

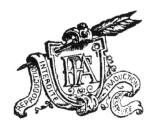

PARIS

AMYOT, ÉDITEUR, 8, RUE DE LA PAIX

—

1875

PRÉFACE

Le but que nous poursuivons dans cet ouvrage, est de démontrer la nécessité d'une préparation, d'un entraînement pour tout cheval, auquel on a à demander un service rigoureux, soit à la chasse, soit sur les routes; l'importance des soins journaliers qu'il réclame, et enfin le moyen de remédier aux accidents et maladies qui peuvent lui survenir, soit lorsque l'on ne peut avoir de suite le secours d'un homme de l'art, soit lorsque le mal dont est affecté le cheval n'exige pas sa présence.

Personne, plus que nous, ne préconise

l'utilité d'avoir un bon vétérinaire près de son
écurie, et de l'envoyer chercher à la première
apparition d'un mal quelconque ; car les con-
naissances anatomiques des élèves d'Alfort,
leur science et l'expérience continue que leur
donne la pratique de leur art, sont des choses
qui les rendent bien supérieurs aux hommes
de cheval les plus habiles, et tel désordre qui
échappe à ceux-ci sera révélé de suite à l'œil
du praticien ; mais fort souvent, surtout chez les
propriétaires de chevaux de chasse, qui
habitent la campagne, l'on n'est pas à même
de pouvoir faire venir de suite le vétérinaire,
et comme en outre il est toujours avantageux
de pouvoir reconnaître soi-même ce dont
souffre le cheval, nous avons dans la deuxième
partie de cet ouvrage, traité successivement
tous les maléfices qui peuvent incomber à la
bonne chair du cheval, en étudiant les symptômes qui peuvent les faire distinguer, les

causes qui peuvent les produire, et les traite-
ments les plus propres à les arrêter.

Pour mener à bien cette étude, nous avons
emprunté aux autorités les plus compétentes
dans la médecine vétérinaire, tant en France
qu'en Angleterre, leurs divers remèdes,
choisissant ceux que l'expérience nous a
montrés les plus satisfaisants.

Nous nous sommes étendus plus spéciale-
ment sur les maladies que l'on peut traiter
soi-même avec son groom, sur ces maux légers
au début qui deviennent graves si on n'y
porte de suite attention, et avons négligé au
contraire ceux qui réclament non-seulement la
présence des praticiens, mais même quelquefois nécessitent une consultation de
plusieurs d'entre eux et des opérations chirur-
gicales.

Ce petit traité ne s'adressant qu'à des gens
du monde, souvent fort ignorants des termes

techniques de la science anatonique, nous
nous sommes efforcés de nous abstenir de ces
termes, en appelant les choses par leur nom
usuel, et en renvoyant au vétérinaire chaque
fois que nous trouvons le cas trop grave pour
en entreprendre le traitement sans son aide.

Et, nous tenons à le répéter, nous n'avons
pas la prétention de faire ici un cours de
médecine vétérinaire, mais bien d'offrir aux
propriétaires de chevaux de chasse et de
service, un manuel d'une utilité pratique.

PREMIÈRE PARTIE

CHEVAL DE CHASSE

ET DE SERVICE

LA CONDITION

L'élevage du cheval a fait depuis quelques années de notables progrès en France; une noble émulation s'est emparée de nous à la vue des succès obtenus en Angleterre, et aujourd'hui il est permis de dire que nous sommes arrivés à la hauteur de nos voisins.

Le grand prix de Paris est venu nous donner à ce sujet une confirmation éclatante, quant à l'élevage du pur-sang, et comme celui du demi-sang en est la conséquence, et que les concours de la Société pour l'encouragement

du cheval français nous amènent chaque année
des produits de plus en plus remarquables, la
question semble résolue, sinon pour le présent,
au moins dans un avenir rapproché.

Mais si nous avons rejoint les anglais pour
l'élevage, nous demeurons encore bien loin
d'eux dans une question aussi importante,
c'est-à-dire, la manière de se servir du cheval,
de le maintenir en santé, et de le faire durer,
autrement dit, nous ne savons pas mettre et
tenir nos chevaux en *condition*.

Ce terme même, si usuel de l'autre côté de
la Manche, est souvent inconnu de beaucoup
d'hommes de cheval en France, et si quelques-
uns le connaissent, bien peu essaient de
l'appliquer.

Là est cependant le secret de la bonté et de
la durée du cheval, non-seulement comme
Hunter, mais encore comme carossier ou hack,
et nous avons vu maintefois un animal piétre-

ment doté par la nature battre des concurrents de qualité supérieure, grâce uniquement à la *condition*.

Le Dr Johnson définit ainsi le mot condition : une qualité d'après laquelle quelque chose est reconnu bon ou mauvais. Sans nous perdre dans une définition si générale, nous dirons que la condition du cheval est le résultat de sa mise en pleine santé et en force complète par une action combinée des soins, du travail et de la nourriture, résultat, qui ne peut être acquis que grâce au tact, et à l'intelligence de l'homme chargé de la direction du cheval, qu'il en soit le propriétaire ou l'entraîneur. Depuis vingt ans, je possède des chevaux, et quoique j'aie eu d'aussi bons grooms que qui que ce soit, je ne m'en suis jamais rapporté à leur contrôle seul, d'après le principe que celui qui monte le cheval est meilleur juge que celui qui le panse ; et ici je dirai que l'aspect extérieur d'un cheval, sa robe brillante, son air de santé ne peuvent suffire à vous faire juger si le cheval est en condition, et que vous ne pouvez vous en assurer que par le toucher, qui vous montre si les chairs molles ont disparu et se sont convenablement renouvelées, si enfin l'animal est débarrassé de toute pléthore. La généralisation des courses en France nous a cependant appris qu'il était impossible d'amener un cheval au poteau sans une préparation suffisante, et les mêmes personnes qui sond d'accord sur ce principe, croient pouvoir, sans préparer leurs hunters, les mettre à la queue des chiens, et leur faire fournir des galops, qui eu égard aux chiens de meute, dont on se sert actuellement, arrivent souvent à se rapprocher terriblement du train de course et cela pendant des heures.

Il y a là un manque de raisonnement, dont on ne peut se rendre compte qu'en l'attribuant à la routine qui nous empêche de comparer la vitesse des chasses actuelles à celle des temps passés, où le vieux disciple de Saint-Hubert suivait au petit trot, des chiens dont la gorge éclatante s'entendait aussi facilement que le tocsin du village, et après six ou sept heures de cette promenade au milieu de terrains non assainis et profonds, qui ne lui eussent pas permis une plus grande vitesse, s'en retournait, son animal pris par ces chemins défoncés d'autrefois, où il n'avait à demander à son cheval que de solides aplombs.

Si je m'en rapporte au dire des anciens, la chasse de nos jours n'a plus aucune similitude avec celle d'autrefois. Les chiens, les chevaux, les cavaliers, et même les bois, les routes et les terrains ont subi un tel changement, que si ce progrès qui enflamme la période que nous traversons, devait se continuer avec une marche si vive, il ne serait pas

possible à l'esprit humain d'envisager ce que
pourrait devenir plus tard la chasse à courre,
et qu'on ne saurait présager que son anéan-
tissement, car c'est toujours là qu'en arrive
au bout de ses conceptions l'imagination de
l'homme. Nous n'avons heureusement pas à
nous en inquiéter ici, et je me bornerai à chercher le *Modus Vivendi* qui nous concerne, et à
établir que pour la chasse comme pour la
course, le cheval doit subir une préparation,
qui, si elle n'est pas la même, eu égard à
la différence de durée de ces deux épreuves,
n'en est pas moins absolument indispensable.

Examinez tous les chevaux de chasse en
février et mars, c'est-à-dire à la fin de la
chasse, vous les verrez presque toujours en
condition, juste au moment où il n'en est plus
besoin, et où leurs propriétaires, volant à
d'autres plaisirs ou occupations, vont les aban-
donner aux soins d'un palefrenier, ou les

envoyer à l'herbe, pratique encore plus mauvaise.

Je retraitais un des jours, qui précédaient une clôture de chasse, avec un maître d'équipage, qui montait un magnifique animal à la robe brillante, et que la journée de chasse sévère, que nous venions de faire, semblait ne point avoir fatigué; voici votre cheval, lui dis-je, en bon état; si vous pouvez le maintenir ainsi, vous avez en lui un excellent hunter pour quelques années. Oh, me répondit-il, il va bien en ce moment, mais au commencement de la saison, il ne valait pas ses quatre fers, il toussait, butait et au bout d'une heure de chasse, il était fini; si bien que j'ai peu de confiance en lui et ne sais si je le conserverai. Heureusement, dis-je, votre homme ne lui a pas épargné l'avoine, et un travail continu aidant, votre cheval est arrivé à se mettre en condition; continuez lui cet

1.

été le même service et la même ration, et je garantis qu'il ne toussera pas à l'automne, et qu'au bout d'une chasse entière vous le retrouverez aussi vigoureux qu'au départ. Mon ami suivit mon conseil et depuis cinq ans son cheval fait l'envie de tous ceux qu'il convie à ses chasses, et si, ce dont il n'a plus envie, il l'envoyait chez Chéri, les enchères me donneraient raison.

La préparation en vue de la chasse, ne doit pas être aussi sévère que l'entraînement pour la course, en effet le cheval ayant pendant une grande durée de temps à porter son cavalier et à rester sans manger, il faut s'occuper surtout de le rendre puissant en chair, et vigoureux au travail, et quoique je n'admette pas la vigueur sans haleine, je crois qu'on doit éviter dans la préparation d'un hunter de lui faire subir un travail trop excessif aux allures rapides.

La purgation est le prélude ordinaire de cette

préparation; la première doit être donnée au
moins deux mois avant l'époque des chasses,
et quoique je me rie de ceux qui croient mettre
la vie d'un cheval en danger par un purgatif,
j'entends néanmoins que le cheval soit préparé
à le recevoir en relachant ses boyaux par des
barbotages pendant deux jours consécutifs.

Avec cette précaution, une dose moyenne
de médecine, et un peu d'exercice, le jour où
le cheval avale la pilule, amèneront toujours
un effet satisfaisant; après cette purgation je
conseillerai un travail quotidien de deux
heures, au pas, au trot et au petit galop, sur un
terrain mou pendant une vingtaine de jours,
en remplaçant tous les quatre jours ce travail
par une promenade au pas; au bout de ce
temps si le cheval est encore trop haut d'état, il
sera bon de lui donner une seconde purgation
et d'accélérer la vitesse dans le travail. Il est
impossible de poser des règles fixes sur ce

sujet et je répéterai encore ici que chaque cheval ayant une constitution différente, il n'appartient qu'à celui qui le monte de pouvoir le doser, tant pour le travail que pour la purgation, et les suées, mais je conseillerai toujours le travail en couvertures et camail, qui peut alors être plus rigoureux sans apporter de détriment aux membres ; et pour la moyenne des chevaux deux purgations données à cet intervalle, entremêlées du travail, indiqué plus haut, et joint à cela un bon pansage doivent amener l'animal à une condition convenable qui permette à son propriétaire de paraître avec avantage et confiance sur le terrain.

L'époque de la mue apporte souvent un retard dans la préparation du cheval, il est bon alors de différer en ce moment les purgations et les suées.

Le travail nécessaire pour la mise en condition varie aussi beaucoup en raison du temps qu'on a devant soi pour amener le cheval prêt aux services qu'on a à réclamer de lui ; si ce temps est restreint, il est évident qu'il faudra avoir recours davantage aux suées et aux purgations, mais si au contraire vous achetez en mai ou juin, un cheval de chasse, vous aurez certes le temps de le mettre en condition avec une seule purgation, et même quelquefois sans employer ce moyen, et vous pourrez arriver par un travail soutenu et la forte nourriture à lui donner la qualité de chair qui lui convient, et à le débarrasser de toute pléthore.

Nous examinerons plus tard les soins particuliers que comporte chaque partie du cheval, les conditions d'hygiène et d'écurie, qui lui sont nécessaires, qui sont le complément de la condition, et qui permettent de la conserver ; car ne l'oublions pas, la condition procède lentement et par degrés, elle est l'œuvre du temps, et on ne peut se flatter de l'obtenir qu'après de longues préparations suivies d'un sévère travail, et accompagnées d'une forte nourriture.

Qui de nous n'a entendu souvent raconter tels ou tels exploits de vitesse ou de fonds accomplis par les misérables rosses de quelque boucher ou coureur de foires ; ne doutez pas que ces tours de force ne soient dûs à la condition à laquelle les ont amenées sans s'en douter ces bourreaux de chevaux par un travail excessif ; seulement souvent chez ceux-là, la condition est portée à sa limite extrême et au bout de quelque temps l'animal exténué arrive à l'équarrisseur.

CHOIX DU CHEVAL DE CHASSE

C'est un cheval de chasse hors ligne, en-
tends-je dire souvent, et ce mot me révolte,
ainsi que doit faire à tout homme de sens,
une chose qui n'a pas le sens commun.

En effet, tel cheval excellent pour un cavalier est passable sous un second, et médiocre
ou détestable pour d'autres, et mieux encore
un cheval qui n'a pas son égal pour suivre
certains chiens dans un certain pays peut se
trouver très-inférieur dans d'autres conditions
de vitesse ou de terrain.

Pour donner notre opinion sur le bon cheval de chasse, il nous faut donc examiner les différentes phases dans lesquelles il doit être employé, et encore nous placerons-nous à un point de vue qui est le seul que nous puissions envisager ici, c'est-à-dire, le cas où le cheval aura un véritable cavalier sur le dos, cas malheureusement rare chez les piqueurs, valets de chiens et autres gens auxquels un maître d'équipage est souvent forcé de confier des animaux de valeur.

Une chasse vite faite derrière des chiens anglais dans une forêt bien percée ou dans un pays découvert, nécessite chez les animaux qui doivent nous porter des conditions de respiration qui sont alors la première chose à considérer, car lorsque que cette respiration fait défaut, tout manque à la fois, et les meilleurs membres ne permettent même plus la solidité à un animal épuisé ; il faut donc chercher dans le hunter, destiné à ce genre de service, avant tout, la bonne construction de l'appareil respiratoire, et le caractère calme qui seul permet de pouvoir ménager ses forces de manière à les faire durer.

Tout au contraire, lorsqu'il s'agit de choisir un cheval pour suivre des chiens moins vites dans un de ces pays rocheux ou bourbeux, comme la France en renferme en grande quantité, devra-t-on surtout se préoccuper de trouver des membres forts, de bons aplombs et des pieds solides avec lesquels un cavalier puisse ne pas craindre de descendre à pic des collines pierreuses, ou de galoper dans un terrain profond, et à ce sujet je dois appeler l'attention sur la difficulté qu'éprouvent en général les chevaux de pur-sang aux petits pieds, aux paturons longs et aux membres effilés à se sortir de ces terrains marécageux, et pour ne citer qu'un exemple je rappellerai à la mémoire des chasseurs de la forêt de Blois, le· fameux Steeple-chaser Valentino, qui monté par un cavalieré émérite, M. O.'Diet, officier des Haras, ne pouvait suivre les chiens, dans les débouchés de terre grasse de ce pays, à tel point que M. O.' Diet fut une fois obligé d'emprunter des éperons croyant ne pouvoir sans leur aide le sortir de ces boues.

Dans ces pays difficiles, je m'écarterai de l'opinion générale, qui réclame chez le cheval de chasse une grande froideur, et j'ai reconnu souvent l'utilité d'un cheval généreux et même un peu ardent pour se tirer plus vite d'un mauvais passage ; il est bien entendu que je ne parle ici que du cheval ambitieux, mais ne cessant pas toutefois de donner dans la main, et non de l'emballeur ni de celui qui bat à la main.

Ces deux genres de chevaux ne sont bons qu'à vous mener dans des précipices et à

donner, à vos compagnons de chasse, l'occa-
sion de raconter à leur retour la série de vos
culbutes, ce qui toutefois n'est pas à dédaigner
pour émailler la causerie du soir, et empêcher
le vieux disciple de Saint-Hubert de s'endor-
mir au salon.

Le rein du cheval de chasse doit être l'objet
d'une grande attention, surtout lorsqu'il s'agit
de lui faire porter un fort poids, et l'on voit
trop souvent de ces gens qui pèsent cent quatre-
vingt livres, ou deux cents, chercher de gros
chevaux, forts en chair, larges de poitrine et
de croupe, volumineux de corps, et croire à
leur masse voir en eux des chevaux capables
de porter le poids, alors que leur rein est
creux ou mal attaché, et que leurs membres
suffisent à peine à supporter l'animal lui-
même, et nous devons constater au contraire
avoir vu des animaux maigres, élancés, et
quelquefois petits, mais avec un rein large et

court, faire des chasses de huit ou dix heures sous des poids énormes qu'ils portaient vaillamment.

La force du cheval, en tant que cheval de selle, n'est point dans sa masse, mais dans la proportion de ses membres, de son rein, la puissance de son haleine, et l'état sain de ses pieds.

L'importance du bon pied est surtout grande dans les pays très-coupés de fossés et haies ; lorsqu'un cheval saute dans une journée de chasse une cinquantaine d'obstacles et qu'il a par conséquent à recevoir autant de fois sur ses pieds et ses boulets son poids additionné de celui du cavalier, on doit faire une attention particulière à rechercher en lui des boulets solides et des pieds nets, et pour ce genre de chasse il faut soigneusement réformer les genoux creux et les mauvais aplombs.

On m'objectera à toutes ces réflexions

l'exemple des chevaux renommés qui possé-
daient telle ou telle irrégularité de construction ; toute règle a ses exceptions, mais si parfois le cœur a pu tenir lieu de jambes, et faire
d'un animal incomplet ou irrégulier un excellent serviteur, cela n'infirme en rien la règle ;
quand on possède un cheval semblable, on s'en
sert jusque à sa fin, mais on ne l'achète pas
sans le connaître sur de telles données.

J'ai dit que souvent un cheval bon pour un
cavalier ne l'était pas pour un autre, je le
maintiens, et dussè-je attirer les railleries, je
soutiendrai qu'il y a entre le caractère du
cheval et celui de l'homme, qui le monte, une
harmonie à établir. Un cheval un peu ardent,
parfaitement monté par un homme calme, rede-
vient souvent nerveux sous celui que la chasse
emporte et réciproquement ; je me suis laissé
dire que pour faire un bon ménage il fallait
aux deux époux des caractères différents,

cette condition est encore plus nécessaire
entre un chasseur et sa monture pour arriver
agréablement à l'halali, et si cet équilibre n'est
pas maintenu, on finit souvent comme dans le
mariage par la séparation de corps.

LE CHEVAL DE PUR SANG

Le cheval de pur sang est la plus haute expression du cheval de selle, et à nos yeux quiconque monte à moins de 75 kilogs, ne devrait jamais en chercher d'autres. Cette opinion est loin d'être partagée par la majorité des chasseurs à courre, pourquoi? — Parce que sur vingt chevaux de course mis en service, dix-neuf sont des chevaux claqués comme membres ou comme respiration et vendus ainsi à vil prix, et c'est sur ceux-là que l'on juge. Il n'est pas étonnant que dans ces animaux qui souffrent au moindre travail qu'on leur demande, on ne trouve que des rosses.

Mais le cheval de course, qui, après un ou
deux ans d'une bonne carrière, qu'il a fournie,
sans que ses membres ou sa respiration se dé-
tériorent, n'est pas jugé d'une vitesse, d'un
ordre enfin, assez élevé pour être consacré
à la reproduction, et que son propriétaire
vend ou met dans un prix à réclamer ; celui-
là doit faire un cheval de chasse remarquable,
si l'on sait le préparer convenablement à son
nouveau métier; comment en serait-il autrement? Le cheval de pur sang, quelqu'il soit,
est toujours le produit de père et mère,
choisis pour leurs grandes qualités de vitesse
et de fonds, par contre, de respiration et de
membres, mises à l'épreuve par le critérium
des courses; en outre, il a été élevé avec plus
de soin et de grain, que la plupart des demi-
sang et cela se retrouve plus tard.

Notre conviction ne s'appuie pas simplement sur ce raisonnement, mais nous avons

connu bon nombre de chevaux de pur sang, de ceux vendus dans ces conditions, qui sont devenus des hunters remarquables et ont duré à leur nouveau métier bien des années.

Les détracteurs du cheval de pur sang voudraient établir qu'il a besoin de tels soins et de tels terrains, que hors les champs de course, il est impossible de s'en servir; il n'en est rien et l'on en a pour preuves le nombre de ceux qui sont revenus de la guerre, chevaux d'armes exceptionnels, supportant la fatigue et le manque de soins mieux que tout autre. Il est évident qu'au moment où on le sort des écuries d'entraînement, il a besoin d'être habitué petit à petit à ce changement, mais il en est de lui, comme du fils de famille, qui quitte la *Maison d'or* pour la caserne; les commencements sont durs, mais au moment où l'on réclame leurs services, l'un et l'autre se retrouvent.

DU CHEVAL DE VOITURE

L'excellence et la multiplicité des routes actuelles exigent maintenant beaucoup plus de train qu'on n'en demandait autrefois. La carosserie, de son côté, s'est mise au niveau de ce courant en construisant des voitures d'une légèreté telle que, souvent, les chevaux arrivent à trotter aussi librement que s'ils étaient en main ; de là est résulté un grand abandon du cheval carossier ; on n'a plus recherché que des chevaux légers et ayant de grands moyens. Je ne nie pas que, dans de certaines conditions, c'est-à-dire l'été, avec des *dogcarts*, des phaëtons ou victorias, il ne soit plus agréable d'être ainsi mené. Des chevaux minces, taillés en lame, avec des têtes légères, de longues encolures flexibles, donnant dans la main, vous font une route plus gaiement que des chevaux chargés de corps et un peu massifs; mais l'automne et l'hiver, lorsque les routes sont grasses ou commencent à être rechargées, et alors que le froid ou la pluie vous font laisser sous la remise les voitures découvertes pour prendre les coupés, landaus ou calèches, vous êtes contraints de revenir au cheval carossier, car ces mêmes animaux légers, ayant de violents efforts à faire pour entraîner des voitures trop lourdes, usant leur vigueur et se fatiguant les épaules, commencent à s'allonger sur le collier, à prendre de mauvaises tournures et finissent par ne plus jouer avec votre main.

et par y chercher un point d'appui; si vous
leur donnez ce service d'une façon régulière
et sévère, vous les voyez bientôt dégoûtés, re-
butés et ne trouvez plus en eux cette souplesse, cet entrain et cette gaieté d'allures qui
vous charmaient.

La qualité du cheval de voiture, de celui
traînant des charges sérieuses, est en raison
directe de son poids, et plus ce poids arrive
en ligne de compte dans les forces qui mettent
la voiture en mouvement, moins le cheval a
d'efforts à faire, et plus par conséquent peut-
il garder la liberté de ses mouvements et ré-
server sa vigueur, c'est donc pour cela que
plus vos voitures sont lourdes, plus vous
devez, dans le choix des chevaux qui les traî-
neront, chercher ceux dont la structure se
rapproche davantage de celle du bœuf.

Aussi, dans ces conditions, est-il fort cher
de se bien monter, car lorsque des animaux

ainsi construits joignent à cela de grands
moyens, ils valent des prix très-élevés, ce
sont alors des sujets rares que s'arrachent à
juste titre les grosses fortunes.

Cette facilité de locomotion sur nos routes
a été cause que beaucoup de gens ont cherché
des chevaux de voiture parmi ceux de selle ;
peu ont ainsi réussi à se faire des attelages
convenables, et je trouve faux et absurde ce
dicton qui court les écuries : « que l'attelage
est la retraite des chevaux de chasse fatigués ; » il peut tomber juste comme je le di-
sais pour un service de voitures légères ; il est
complétement faux dès que vous avez de la
charge à faire traîner.

Proscrivez toujours pour l'attelage le cheval
froid ou lymphatique ; outre qu'il est souverai·
nement désagréable d'avoir un cocher qui
fouaille ou excite de la voix à chaque minute,
rappelez-vous que c'est le cheval froid qui

2.

vous accroche dans un embarras de voitures,
alors qu'il ne répond pas assez vite à la main,
ou qui se laisse mollement tomber au milieu
d'une route.

J'entends souvent d'honnêtes pères de famille demander des chevaux froids pour
mener leurs femmes et leurs enfants; leur
femme est fort peureuse, disent-ils, il leur
faut des chevaux de bois; ce barbarisme me révolte. Pour quiconque a mené des chevaux, il
est une vérité incontestable, c'est que c'est pré-
cisément avec les chevaux froids qu'il arrive
le plus d'accidents de voiture. Vous craignez,
dites-vous, pour votre femme; eh bien, choi-
sissez-lui un bon cocher, auquel vous don-
nerez de bonnes rênes et des chevaux vigoureux; ainsi mené, il ne vous arrivera rien. Vos
chevaux vigoureux ne chercheront qu'à marcher en avant, et avec une bonne main votre
cocher les tiendra toujours, mais vos chevaux

froids, outre qu'ils vous accrocheront dans un embarras, ces mêmes chevaux, alors que pour une cause ou l'autre, ils auront eu un peu d'écurie, vous feront une grosse gaieté, rueront dans la voiture ou vous jetteront dans le fossé de la route, et comme vous ne vous en méfiez pas, et qu'ainsi que tous chevaux paresseux, ils donnent peu ou point dans la main, quand cette gaieté inattendue arrivera, vous serez surpris, désarmés et ne saurez lutter contre eux avec avantage ni empêcher l'accident.

Je dépasserais les limites de mon sujet si je voulais entrer plus avant dans toutes les qualités nécessaires au cheval de voiture, selon les genres de services auxquels il est appelé, et les voitures qu'il doit traîner, je me bornerai à ces simples réflexions. me réservant d'y revenir dans l'examen des différentes parties du cheval.

DE L'ÉCURIE DES CHEVAUX DE CHASSE

LES FLANELLES.

Une des questions les plus controversées par les hommes de cheval est certes de savoir si l'hiver on doit tenir l'écurie froide ou chaude. Tous, sont certes d'accord qu'elle ne doit pas être humide, tous également recherchent pour l'été une grande aération, mais là où ils cessent de s'entendre, c'est lorsqu'il s'agit de déterminer dans quel état atmosphérique, elle doit être l'hiver, et ici encore comme sur beau-

coup d'autres sujets, l'opinion la plus générale en France est en désaccord avec celle qui
est la plus accréditée en Angleterre, autrement dit, les Français se prononcent pour
l'écurie froide, les Anglais pour l'écurie
chaude.

Pour moi, j'adopte l'avis de ces derniers et
je recommande à mon groom l'hiver de cal-
feutrer portes et fenêtres, et de boucher tous
les trous par lesquels l'air peut s'introduire,
bien entendu lorsque les dimensions de cette
écurie sont assez vastes pour le permettre, et
que l'écoulement des urines est assez bien or-
ganisé pour ne pas y engendrer des gaz funestes.

On m'objectera que le cheval qui sort d'une
telle écurie sera plus susceptible de prendre
froid à tous les arrêts que son cavalier aura à
lui faire subir, je le nie, car le poids de ce
cavalier sur son dos, développera une chaleur

tellement considérable, que je ne craindrai jamais un refroidissement dans de telles conditions, puis lorsqu'un cavalier voit son cheval éprouver cette sensation de froid, il doit être assez avisé pour le mettre en marche, et rétablir ainsi la circulation du sang.

De tous les inconvénients de l'écurie froide, le plus grand à mes yeux est de donner aux chevaux qui y sont maintenus, un poil long et dur, non pas seulement à cause du mauvais air qui en résulte pour le hunter, mais surtout à cause de la peine qu'éprouvera un tel animal à être convenablement séché et bouchonné à son retour après une rude journée, une pluie ou une grande transpiration. Outre le temps et la difficulté d'un pareil pansage qui, souvent finit par rebuter le groom, et le dégouter du cheval ; il ne faut pas croire, comme beaucoup d'ignorants qu'un tel poil est plus chaud pour l'animal au repos, c'est là, une grande erreur. Même au repos, ce poil couvre moins bien le cheval, en ce que le moindre souffle de vent le relève, et met ainsi la peau à nu ; enfin lorsqu'il est mouillé, il devient alors une couverture humide permanente qui est souvent la cause des affections de poumons et des paralysies des reins; la plus terrible des affections qu'ait à subir la chair de cheval.

Les partisans de l'écurie froide ont souvent attribué la cécité et les maladies d'yeux aux écuries chaudes ou mal ventilées ; je n'ai jamais eu de chevaux aveugles, et cependant j'ai toujours eu comme règle de maintenir mes écuries l'hiver à une température d'au moins 25 degrés, et je n'en ai jamais vus dans d'autres écuries tenues de la même manière. Je crois que les écuries ne peuvent amener ce danger que lorsqu'elles sont non pas chaudes, mais humides, et lorsque par une économie mal entendue ou par paresse du groom, on

laisse s'accumuler des litières humides et fé-
tides, et je ne saurais envisager ici ce cas qui
ne doit jamais se trouver chez un homme de
cheval.

En dernier lieu, je demanderai à mes con-
tradicteurs si, après une journée de violents
exercices, l'hiver alors qu'ils auront été
mouillés, ou même qu'ils seront simplement
fatigués, ils croiront meilleur pour leur santé
de passer la soirée dans une cabane froide et
ouverte à tous les vents, ou dans une chambre
bien chaude où le feu flambera, et où un bon
édredon, ou le moine du vieux chasseur les
attendra sur leur lit ; eh bien, l'analogie qui
existe entre l'homme et son coursier nous fait
penser qu'il faut un traitement analogue à
l'un comme à l'autre, et lorsque je reviens de
la chasse et qu'au coin d'un bon feu, je sa-
voure l'arôme d'une tasse de café réconfor-
tante, j'aime à me dire que le brave ami qui

m'a porté tout le jour a de son côté un bon
appartement bien chaud, et que bien bouchonné, bien nettoyé, bien enveloppé, les
jambes dans de bons bandages de flanelle, il
digère avec satisfaction la mâche tiède qui
l'attendait au retour,

Ce sont tous ces soins qui sont indispen-
sables à la maintenue de la Condition et pour
cela il est nécessaire d'avoir un bon groom,
car tel homme remettra un cheval dans sa
forme en moitié moins de temps que tel autre,
lorsqu'à son travail il apporte l'intelligence et
le goût du métier.

Mais pour que cet homme puisse ainsi répa-
rer le cheval qui lui est confié, il lui faut
comme à tout ouvrier de bons instruments et
par là, nous entendons un box de dimension
suffisante, de bonnes couvertures, de longues
bandes de flanelle, le couteau de chaleur, la
muselière, de l'eau chaude, de la nourriture

3

choisie, du sel de nitre, de la graine de lin et de la farine d'orge, les deux meilleurs réparateurs des forces du cheval.

Quant à l'usage des flanelles, nous les voyons souvent appliquer sans discernement, c'est-à-dire, lorsqu'on les met au retour d'une chasse pour ne les enlever que le lendemain ou surlendemain au moment où le cheval sort de l'écurie ; sans les croire pour cela préjudiciables, nous trouvons que, mises ainsi, elles perdent beaucoup de leur valeur ; les flanelles doivent être employées de deux façons différentes : *sèches* ou *mouillées*.

On doit les mettre sèches, quand les jambes sont humides et froides après le lavage des pieds et un travail ordinaire, elles absorbent alors l'humidité et conservent la chaleur naturelle du membre, mais loin de les laisser ainsi continuellement, je conseillerai de les enlever au bout d'un espace de deux ou trois

heures, et faire à ce moment une bonne friction manuelle sur les membres le long du tendon, un véritable massage qui entretient la
chaleur naturelle; il faut dans ce cas serrer
les flanelles suffisamment pour qu'elles tien-
nent, mais non pas, comme font quelques
grooms, au point de causer une gêne.

On doit les employer mouillées dans l'eau
chaude dans les cas d'engorgement ou d'inflammation, et même sans cela, après une
grande fatigue. Elles conservent mieux ainsi
un grand calorique, et maintiennent une humidité chaude qui sert de calmant à l'irritation
qu'ont pu éprouver les tendons et les ligaments; elles doivent alors être plus serrées et
être conservées plus longtemps, par exemple;
toute la nuit, et dans ce cas, un groom soigneux
doit pour les maintenir humides plonger avant
de se coucher, la jambe ainsi emmaillotée
dans un seau d'eau chaude. Lorsque le che-

val sera resté dans ces flanelles humides pendant une douzaine d'heures, on les remplacera par des flanelles sèches.

Longtemps on a nié l'avantage des flanelles, aujourd'hui chacun est converti à ce sujet. Est-ce, parce qu'on a donné des explications 'physiologiques suffisantes ; non, mais l'expérience a apporté ici ses enseignements, et ce sont les meilleurs.

Un vieux Sportsmann me disait un jour : les flanelles ce sont les pantoufles du cheval ; tout chasseur qui a vaillamment marché toute une journée avec de lourdes bottes de chasse retrouve ses pantoufles avec plaisir ; ne refusons donc pas à notre hunter cette même sensation, si nous voulons lui conserver sains, ses membres à la solidité desquels nous confions le salut de notre personne.

PANSAGE — NOURRITURE

LE GROOM

Pour rendre efficace le bon effet de la condition, et même pour arriver à cette condition,
il ne suffit pas de veiller soi-même au gouver-
nement de son cheval, mais il est de toute
nécessité d'être secondé dans ces soins par un
bon groom.

Trop de gens malheureusement attachent
une trop faible importance à ce sujet ; confiant
des animaux de valeur à des hommes paresseux
et malhabiles, et croyant pouvoir s'en reposer

sur eux-mêmes du soin de les diriger, ils voient par là se perdre le fruit de leurs efforts, et luttent inutilement pour mettre leurs chevaux en condition.

Nous sommes portés à regarder le cheval comme une machine dont nous pouvons user à plaisir, mais toute machine doit être soigneusement entretenue, et doit avoir ses rouages surveillés incessamment par un mécanicien intelligent ; il en est de même du cheval.

Tout homme n'est pas apte à faire un bon groom et quelque soit son travail et son désir d'y arriver, il y échouera s'il n'a pas avant tout le goût du cheval, et en termes d'écurie, s'il n'a pas la main pour cela.

Ce mot que nous relevons et qui se trouve répété dans le jargon des maquignons, soit pour le cocher à qui il faut la main pour mener ; pour le maréchal auquel il faut la main pour enfoncer et river ses clous, n'est

autre chose que ce qu'en langage plus élevé
on appelle la vocation ; autrement dit la prédisposition donnée par la nature pour un métier
quelconque et l'adresse spéciale qui l'accompagne, c'est en un mot, le je ne sais quoi indé-
finissable qui fait qu'un homme réussit mieux
et plus facilement dans son métier que son
camarade aussi laborieux.

Il est hors de doute, que tel homme séchera
mieux son cheval et en moitié moins de temps
que tel autre qui se donnera le double de
peine, et qu'en distribuant la même nourriture,
l'un tiendra ses chevaux en meilleur état que
l'autre; il est vrai que ceci peut-être attribué
à la régularité apportée dans les heures des
repas.

Un bon groom ne doit pas seulement bien
panser ses chevaux, et tenir bien propre son
écurie, il doit être capable de veiller à la
santé des animaux qui lui sont confiés, et pour

cela il doit surveiller sans cesse l'état des intestins, voyant quand un cheval a besoin d'être rafraîchi, quand au contraire le travail qu'on exige de lui nécessite un accroissement de nourriture ; il doit reconnaître quand un cheval se charge d'humeurs dans le corps, quand il est en dessus ou en dessous de la marque, pouvoir arrêter une maladie qui commence et savoir préserver ses pieds et les traiter ; je ne parle pas, bien entendu de sa sobriété, ni de sa propreté, qui sont une condition rigoureuse, car, comment confier un animal à un homme qui se grise, ni demander des soins de propreté à celui qui n'en a pas pour lui-même.

Lors donc que vous aurez trouvé un homme remplissant toutes ces conditions, tâchez de vous l'attacher par tous les moyens possibles et sachez que n'importe quel salaire élevé, vous lui donniez, vous ferez encore une économie véritable, car, quoi de plus cher que les maladies, mauvais états et accidents de chevaux auxquels vous expose le service d'un mauvais groom.

Bien des hommes ne reconnaissent pas au pansage la gravité de l'importance qui lui incombe dans la santé du cheval, et ne considèrent en lui qu'une affaire d'élégance et de propreté, il y a là une erreur capitale. Écoutons à ce sujet M. Gayot :

« Le pansage stimule utilement l'enveloppe du corps, facilite la circulation dans toutes les parties, appelle le sang à la surface et aux extrémités, sur le point où son cours rencontre le plus d'obstacles, il retentit même sur les organes profonds, active la nutrition, donne de l'énergie aux muscles, de la rigidité aux fibres, de l'élasticité aux poumons et rend l'haleine plus puissante. » Supprimez le pansage et vous voyez les fonctions de la peau

3.

languir, et les poils dépouillés de la matière
onctueuse, qui leur donnait leur lustre et leur
éclat, deviennent ternes, secs, d'apparence
sale, et comme morts, enfin la cessation des
fonctions de la peau ainsi causée amène souvent des maladies intérieures.

Il faut interdire sévèrement chez soi le
bouchon de foin ou paille serré et hérissonné
de la cavalerie, il est trop violent pour le
cheval de sang, et peut le rendre irritable au
pansage; l'homme qui sait bouchonner, prend
dans chaque main une poignée de paille aussi
longue qu'elle lui arrive, et aussi grande que
sa main peut le permettre; il doit s'en servir
alternativement et en sens contraire, dans le
sens du poil et à contrepoil de manière que le
poil ne se trouve pas couché sans être séché;
le bouchonnement est à la fois un massage et
il demande plus d'agilité que de force.

Tout cheval, qui revient du travail, doit

échauffé ou celui qui a de la difficulté à uriner.

Lorsque le cheval est gros mangeur, bon défaut du reste, et que vous craignez une tendance à la pléthore, la muselière sera utile pour l'empêcher de se gorger de paille.

C'est surtout dans la distribution de l'alimentation qu'éclate le jugement du groom, car c'est en ayant constamment l'animal sous les yeux, et par la vue de ses excréments, qu'on peut arriver à savoir s'il a besoin de stimulants ou de rafraîchissants.

Pour tous ces soins, la routine et l'expérience sont certes de bonnes conseillères, mais il faut plus encore, il faut l'intelligence et le tact.

DU PIED

Le pied du cheval est certes une des parties les plus essentielles de son individu; de même que dans la construction d'un édifice nous devons avant tout en soigner les fondations, de même dans le choix du cheval nous avons à considérer sa base; c'est à ses qualités de marcheur surtout que nous faisons appel, nous devons donc nous préoccuper de cette partie qui reçoit tout le poids de son corps, sur laquelle il repose, et qui est le *sine quâ non* de sa solidité.

Avec de bons pieds un cheval peut être

mauvais, mais il ne peut être bon avec de
mauvais pieds. Là où existe la souffrance, il
ne peut y avoir de force, et nous demande-
rons à n'importe quel vétérinaire, si sur cent
boiteries qui lui sont soumises il n'y en a pas
quatre-vingt-quinze venant du pied. Avant
d'entrer dans le détail de ce que doit être le
bon pied, nous commencerons par énumérer
les différentes appellations qu'il reçoit d'après
ses qualités ou ses défauts.

On dit : Pied grand ; quand son volume
est trop considérable par rapport à son corps,
il rend les allures moins légères.

Pied petit ; défaut inverse, la boîte cornée
trop étroite amène souvent la boiterie.

Pied étroit à talons serrés ; le diamètre
transversal du sabot est plus petit que celui
antéro-postérieur. La résultante en est souvent la boiterie par suite de compression des
parties vives.

Pied encastelé; quand cette compression est devenue plus forte parce que le sabot est aussi haut en talon qu'en pince, défectuosité d'autant plus grave qu'elle tend toujours à augmenter.

Pied à talon bas; il reçoit dans sa partie postérieure les chocs et les pressions les plus fortes et est fort sujet aux bleimes.

Piep plat; la sole est pleine et exposée aux foulures.

Pied comble; la sole, formant saillie, arrive à dépasser le bord plantaire de la paroi; la boiterie et même l'impossibilité de marcher en sont souvent la suite.

Pied cerclé; la surface interne de la paroi présente échelonnés des cercles et saillies, qui montrent l'intermittence des congestions de l'ongle; les pieds qui souffrent ou ont souffert ont souvent cette défectuosité.

Pied massif; la corne trop épaisse se fend et se resserre, de là des compressions douloureuses.

Pied maigre; la corne trop mince se sèche, éclate et se fend.

Pied dérobé; sa corne est irrégulière au bord plantaire par suites des éclats qu'elle a subis, le fer est alors difficile à attacher.

Pied mou ou gras; la corne manquant de ténacité, les fers s'arrachent facilement.

Pied cagneux; la pince est tournée en dedans et les talons en dehors.

Pied panard; défaut inverse.

Ces deux défauts amènent souvent l'entre-coupement.

Pied bot; par suite de rétractation de tendons, la paroi a une direction verticale ou oblique, inverse de l'état normal.

Pied pinçard; l'appui ne se fait qu'en prince, les talons ne touchent pas le sol.

Pied de travers ; un côté est plus haut que l'autre, d'où le manque d'aplomb.

Nous avons extrait cette étude du *Nouveau Dictionnaire des Sciences médicales et vétérinaires,* examinons maintenant les causes et le traitement de la plupart de ces défectuosités.

Nimrod prétend que la mauvaise ferrure n'amène point la boiterie, ni ces différents défauts du pied ; que la souffrance du pied est entièrement due à la vitesse d'allure et à la forte nourriture, causant l'inflammation des divers ligaments du pied ; nous trouvons son opinion singulièrement exclusive, et malgré le respect que nous professons pour les raisonnements de cet habile observateur de tout ce qui a trait au cheval, nous croyons que si, dans le travail des champs sur le terrain mou, le mauvais aplomb donné au pied par une ferrure vicieuse peut souvent ne pas atrophier le pied, en revanche sur les routes

dures, même sans allures précipitées, et sans
forte nourriture, non-seulement la mauvaise
ferrure, mais même le manque de soin des
pieds peuvent faire naître chez un pied sain
une de ces tares que nous venons de décrire,
et que, comme là où il y a un principe de mal,
ce mal ne fait jamais que croître et s'étendre,
on arrivera ainsi à la boiterie.

Je suis persuadé que, pour bien des
chevaux soumis à un travail lent, la bleime
n'est souvent survenue que par suite de
la pression sur la sole d'un fer mal appliqué,
et que dans l'encastelure notamment, la plupart du temps, ce mal vient à la suite de l'affaiblissement des talons par la fente que le
maréchal ignorant fait entre les talons et la
fourchette, enlevant ainsi aux barres leur
épaisseur, et leur force nécessaire pour les
fonctions que la nature leur a assignées. Examinons d'abord comment doit être le sabot

dans l'état sain, enfin quel est le pied qu'à l'apparence on peut appeler parfait.

Le pied doit avoir une base circulaire, les talons doivent être larges, ouverts et d'une hauteur suffisante, les fourchettes proéminentes et la muraille doit en être lisse et dépourvue de cercles et de bosses; les défectuosités que nous venons de nommer précédemment indiquent du reste, en nous montrant quand le pied est mauvais, comment il doit être pour être sain.

Parmi ces différents défauts, il en est quelques-uns qui ne m'effraieront pas parce que, avec des soins et un bon maréchal, je prétendrai en arrêter les progrès, tels sont les talons bas ou la faiblesse des fourchettes, il en est d'autres au contraire que je redouterai toujours parce que je les crois, sinon incurables, du moins une source constante de désagréments, avec peu d'espoir de triompher; de ce nombre sont les pieds faibles et plats, quand bien même ils auraient les talons ouverts et la fourchette proéminente, car le travail, sur les routes dures et pierreuses, leur devient presque impossible et, malgré tous les soins qu'on en peut prendre, leur sole parvient rarement à devenir assez dure pour supporter le choc d'une pierre, de là une cause de chutes fréquentes, puis si ces chevaux se déferrent et que vous soyez loin du ferreur, vous courez le risque de les estropier, et, en tous cas, avez peine à gagner le maréchal le plus proche.

J'hésiterai toujours à acheter un pied cerclé, car il excitera ma défiance en me faisant supposer une maladie ancienne, quoiqu'à vrai dire il puisse être simplement le résultat d'un changement d'alimentation, principalement au printemps.

Considérons maintenant quelle doit être la bonne ferrure, c'est-à-dire la ferrure qui n'endommagera ni le pied ni les aplombs, car à l'opposé de Nimrod qui ne croit pas à son influence sur le pied, non-seulement nous la regardons comme une de ses principales causes de détérioration, mais même nous lui attribuons souvent la plupart des tares et efforts des membres, notamment les efforts de boulet.

Le point capital de la ferrure doit être de laisser le poids du corps, là où il doit porter à l'état de nature, c'est-à-dire sur les parties insensibles, la muraille et les talons du cheval. Ces talons doivent donc être, non pas raccourcis, comme on le fait trop souvent, mais simplement assez parés pour recevoir l'application parfaite et égale du fer ; ils devront être tenus plus bas que l'extrémité de la fourchette, à peu près de la moitié de l'épaisseur du fer ; les barres devront être laissées épaisses et fortes, et l'on devra interdire le coup de boutoir que les maréchaux semblent prendre tant de plaisir à leur donner ; tout au plus leur permettra-t-on de les rafraîchir légèrement.

Donnez aux fers peu de largeur, à moins d'une sole faible, et ne les laissez porter que sur la muraille ; veillez à ce que l'ajusture vous permette toujours le passage du couteau entre le fer et la sole.

Ne laissez pas donner trop de longueur aux éponges ; car alors souvent les pieds postérieurs frappent le fer des antérieurs, en arrachent le fer avec violence, abimant ainsi la corne. Faites rogner la pince, car si vous la laissez trop longue, elle prédisposera le pied à la faiblesse des talons et aux bleimes ; lorsque le cheval est sujet à raser le tapis, tenez cette pince très-courte et relevée par le fer. Évitez avec soin qu'on ne pare à fond la sole, car vous détruisez ainsi sa force et exposez le pied aux bleimes, et à toutes les conséquences

4

des chocs qu'il a à affronter, voire même à la maladie naviculaire.

Le comte Lecouteulx, dans son excellent traité sur les chevaux de chasse, prohibe la ferrure à chaud; nous ne sommes pas de cet avis et croyons, au contraire, qu'elle est indispensable au cheval de chasse; la ferrure à froid ne permettant pas d'adapter le fer d'une façon assez juste, assez précise pour ne pas craindre que dans les terrains profonds et les efforts violents le cheval ne se déferre. Nous n'en voulons du reste comme preuve que toutes les indications que donne M. Lecouteulx pour le cheval déferré à la chasse, notamment l'obligation qu'il impose à tout chasseur d'emporter avec lui un soulier de pied, ce qui nous fait présumer que son système de ferrure à froid l'a souvent exposé à cet ennui terrible d'un cheval déferré au milieu d'une chasse.

Nous ne pouvons donner ici que ces règles générales qui serviront à veiller à la manière de ferrer du maréchal incapable, nous n'avons pas, bien entendu, la prétention d'établir un cours de maréchalerie et nous nous bornerons à ces quelques mots, qui n'ont pour but que d'indiquer les moyens de défendre le pied de son cheval contre l'incapacité du ferreur.

Nous ne pouvons non plus entrer dans le détail des ferrures ; cela sortirait du cadre que nous nous sommes tracé, et nous ne conseillerons jamais les innovations dans ce genre sans l'avis d'un vétérinaire capable après un examen approfondi du pied de cheval et de sa manière de marcher.

La construction des fers, leur force et la manière de les appliquer dépendent du poids de l'animal, de la conformation de ses pieds, du travail et de la vitesse qu'on a à lui demander, et surtout du genre de terrain qu'il doit parcourir, c'est donc au maréchal et au propriétaire du cheval qu'il importe de se fixer sur ce fer, et vouloir l'indiquer d'une manière générale comporterait des développements que nous ne pouvons embrasser dans cet ouvrage. Nous examinerons plus tard, et séparément, les maladies du pied, et le traitement qu'on y peut apporter, nous n'avons à ajouter à ces considérations générales que quelques mots pour énumérer les principaux soins que l'on doit donner régulièrement dans une écurie bien tenue.

En première ligne, nous conseillerons de ne jamais laisser trop longtemps une ferrure sans la relever, surtout lorsqu'on demande de la vitesse. Les chevaux, chez qui la corne pousse lentement, peuvent n'être ferrés que toutes les trois ou quatre semaines; et pour le travail des fermes on peut aller jusqu'à six

semaines, mais pour les chevaux de chasse et
de voiture il ne faut jamais dépasser trois semaines, ou alors il faut faire relever les fers ;
car la corne s'accumulant par trop, le cheval
se trouverait raccourci dans ses allures, et sujet à broncher ; le fer empêche l'usure de la
corne, mais il n'en arrête pas la croissance.

Il est toujours bon de faire mettre des clous
à son cheval avant une chasse ou une grande
course, car, outre le danger de la glissade, il
y a la celui de la perte du fer souvent dû
à la rouille de la tête du rivet ou du vieux
clou.

La pesanteur du fer doit être en raison directe de l'épaisseur et de la force de la muraille, et il faut bien se pénétrer de l'idée que
la lime est le grand destructeur de la muraille
du pied. Défendez toujours absolument au
maréchal de s'en servir, car malgré votre dé-
fense, son amour-propre de faire des rivets

4.

bien finis et un pied bien propre, lui fera toujours dépasser votre permission.

Quant à la partie du fer qui doit toucher la
terre, écoutons à ce sujet Godwin :

« Les convexités et concavités du sabot, dit
« ce savant professeur, produisent une forme
« admirablement calculée pour embrasser le
« terrain avec une prise solide et sûre; les
« parties saillantes pénètrent dans la terre
« pendant que les parties creuses laissent la
« la terre les remplir, il se forme ainsi une
« espèce d'assemblage en queue d'aronde. »
Imitons donc la nature et donnons à la surface extérieure du fer une forme concave qui
lui permette de pincer pour ainsi dire le terrain, et lorsque le cheval doit chasser, n'oublions jamais les crampons aux pieds postérieurs, et rappelons qu'en outre de leur utilité,
sur un terrain glissant ou après un saut, ils
sont un grand soulagement pour les jarrets ;

veillez également à ce que les pieds postérieurs soient ferrés à deux pinçons, et que la pince soit arrondie, la corne dépassant toujours le fer pour éviter les atteintes.

Quant à la clouture du cheval, il n'est pas possible de donner de prescriptions à ce sujet, car elle dépend entièrement de la main de l'ouvrier et de sa manière de river, et si j'en crois l'opinion de plusieurs maréchaux, il faut avoir la main pour cela ; tel bon ouvrier n'apprendra jamais à serrer un fer avec ses clous, et tel autre qui vous attachera un fer avec cinq clous le mettra plus solide que son camarade avec huit.

Après la ferrure, il est de sage précaution de ne pas exiger un travail immédiat, surtout de vitesse, et à part les cas imprévus, on doit toujours s'arranger pour faire fe er le cheval au moins la veille du jour où l'on a à réclamer ses services.

Malgré que je soutienne, contrairement à l'opinion de Nimrod, que la cause des boiteteries et défectuosités du pied réside le plus souvent dans la ferrure, j'accorderai néanmoins que ces vices et claudications peuvent aussi quelquefois provenir de la fièvre et de l'inflammation, produites par une forte nourriture, un travail excessif ou une violente poussée; enfin de la fourbure et de la mauvaise direction anormale du membre amenant un appui inégal.

Le graissage des pieds est aussi un objet important sur lequel on doit porter son attention.

Certains praticiens nient que la graisse pénètre bien avant dans la corne; quoique nous ne soyons pas de cet avis, ayant été témoins sur des sabots pris à des animaux récemment abattus, de la profondeur à laquelle l'enduit était parvenu, nous dirons qu'en tous cas la graisse contribue à l'élasticité du sabot en y maintenant l'humidité interne comme une sorte de vernis, et en en excluant l'humidité externe. Certains pieds en ont besoin pour y renfermer l'humidité, d'autres pour l'écarter.

Dans les pieds faibles avec la corne mince et la sole plate l'humidité externe ramollissant la muraille, la sole descend et le pied s'abîme; il faut donc graisser alors avant la sortie du cheval.

Quand au contraire le pied a une muraille trop forte et manquant d'élasticité, on le trempera dans l'eau et on graissera après pour renfermer à l'intérieur l'humidité acquise.

En général, le mélange de saindoux, goudron, huile et cire vierge par parties égales est le meilleur onguent de pied; nous traiterons à part du tamponnement des pieds, et de la stalle en terre glaise, deux puissants éléments d'amélioration du pied.

Récemment on a beaucoup parlé de la ferrure Charlier et quoique nous ne voulions pas
entrer dans la discussion des modes de ferrure; nous devons dire que nous avons été
témoins de résultats surprenants, obtenus par
ces fers, notamment pour l'encastelure, les
bleimes et les seimes, mais nous les regardons
comme impraticables pour la chasse et même
pour tout homme habitant la campagne, non-
seulement à cause de la difficulté de trouver
un maréchal sachant les appliquer, mais surtout en raison de la position critique dans laquelle se trouve le cheval qui se déferre au
milieu d'une chasse, et qu'on est alors contraint de ramener jusqu'à son maréchal habi-
tuel, quelquefois fort loin.

Ces fers ont cependant cela d'excellent qu'ils
évitent l'usure de la muraille, tout en laissant
au pied son état naturel et les points d'appui
qu'il aurait s'il n'était pas ferré.

Dans les pays sablonneux, ils sont sans rivaux, car alors l'épaisseur de la sole vient protéger l'os naviculaire contre tous les chocs.

Avant de terminer parlons un peu des pieds des poulains, auxquels on ne saurait trop veiller, car la négligence peut amener les défectuosités futures du cheval mis en service.

Les poulains contractent quelquefois au pâturage l'échauffement de la fourchette; ou, usant leurs sabots d'une façon irrégulière, ils arrivent à détruire l'aplomb du membre; il est donc de toute nécessité de les parer légèrement au couteau toutes les cinq ou six semaines et de remédier aux échauffements commençant de fourchettes par des applications de goudron et de résine.

Nous espérons avoir signalé toute l'importance qu'on doit attribuer aux bons pieds dans le choix du cheval, principalement du cheval de chasse, et avoir démontré toute l'attention que doit demander cette partie si considérable de son individu ; nous conclurons qu'avec un bon groom et un bon maréchal, on évite bien des visites de vétérinaire, et biens des déceptions dans les services qu'on a à demander au cheval.

LA TONTE. — LA MUE

Il est certes préférable de pouvoir se passer
de porter perruque, de ne pas s'affubler d'un ratelier, et de pouvoir lire sans lunettes, mais souvent le soin de notre santé et de notre bien-être
nous contraint à recourir à ces accessoires peu
agréables ; il en est ainsi pour les chevaux à
l'égard de la tonte du poil. Accordons aux
ennemis de cette pratique que les chevaux
n'ont pas reçu du Créateur le poil qui les
couvre pour qu'on les en dépouille, mais soute-
nons l'utilité et même souvent la nécessité de

tondre les animaux auxquels de mauvais
soins, une hygiène affaiblissante, ou un tempérament lymphatique ont fait pousser un poil
long et disgracieux. On peut certes blâmer
hautement celui qui ayant amené jusqu'à la
saison d'hiver un hunter avec une robe courte
et soyeuse le fait tondre sous prétexte que les
chevaux de cette couleur sont plus jolis, étant
rasés ; le cheval dont nous parlons étant dans
des conditions à être pansé et séché très-vite,
il est alors plus que superflu de le dépouiller
d'un manteau qui le préserve sans le gêner ;
nous n'observerons donc ici que le cas où le
tondage est appliqué comme remède, ou
comme moyen préventif pour éviter les maladies, et comme le résultat de l'expérience est
un enseignement plus profitable que les meilleurs diagnostics, nous citerons ce qui s'est
passé dans l'armée. Une ordonnance de 1853
ayant prescrit de choisir dans chaque régiment

de cavalerie vingt chevaux parmi les plus
malingres, lymphatiques, et ceux qu'une nature molle portait à transpirer plus facile ment,
cette ordonnance exécutée dans soixante-
six régiments a donné lieu à un rapport fait à
la commission d'hygiène, par MM. Gillet et
Raynal, duquel il ressort que la plupart des
animaux maigres ont gagné de l'embonpoint
et de l'énergie, que chez ceux sujets à une
transpiration abondante, les sueurs ont dimi-
nué et sont devenues normales, que l'appétit
des petits mangeurs s'est accru notablement,
et enfin qu'il y avait lieu d'adhérer au système de la tonte eu égard à l'influence exercée
sur l'état de la peau, la force et la vigueur,
et enfin, sur l'embonpoint et la santé générale.

MM. Gillet et Raynal ont constaté également une amélioration notable dans l'état des
chevaux affectés de toux chronique.

Après une décision aussi concluante que celle de l'intelligent rapport dont nous venons de parler, nous pourrions nous dispenser de l'appuyer de nos raisonnements, si nous ne cherchions à faire ressortir la facilité que donne au groom le pansage du cheval tondu. La peau n'offrant plus que peu de résistance à la brosse, celui-ci agit avec une force double, et n'a besoin que de peu de temps pour faire un pansage complet, et comme il y a une grande connexité entre l'action de la peau et celle des intestins, il y a évidemment dans la facilité de la friction de la brosse une cause d'augmentation de la perspiration ; les petits vaisseaux reçoivent alors un plus grand afflux de sang les poumons se trouvent aidés par l'augmentetion de la perspiration insensible, il s'ensuit que l'afflux du sang diminuant dans les vaisseaux internes, les risques de congestion dans les poumons diminuent également.

Fort souvent des chevaux bien tenus et bien mis en condition se trouvent avoir le poil long au grand déplaisir du groom, qui ayant mis tous les soins possibles se désespère de n'avoir pu réussir à obtenir cette beauté de robe qui devait faire son orgueil, et quelquefois la cause en est due seulement à un léger refroidissement subi pendant la mue de l'animal et passé inaperçu.

A ce moment, c'est-à-dire vers le mois de septembre ou octobre, les chevaux bien nourris pendant l'été, mettent bas leur poil.

Dans ce travail que subit leur constitution, alors que leur peau est dégarnie d'une partie de sa fourrure, on doit apporter un grand soin au séchage du cheval après 'a suée; car le moindre courant d'air froid lui est fatal, et si ce courant d'air arrive peu après une médecine, alors que les vaisseaux sanguins sont dilatés par l'exercice, et que la peau est relâ-

chée par la purgation, le brillant de sa robe
en sera enlevé pour longtemps.

Celui qui tient donc à être complimenté sur
le poil de son hunter, doit, à cette époque,
éviter suées et purgations, et le tenir encore
plus chaudement que d'habitude, et pour éviter
ces désagréments, il faut s'occuper de la mise
en condition de meilleure heure, c'est-à-dire
arriver à avoir obtenu la condition avant l'é-
poque de la mue.

L'on cite souvent en première ligne, parmi
les inconvénients de la tonte, la nécessité où
est le cheval, tondu une fois, de l'être forcé-
ment de nouveau les hivers suivants, sous
peine d'avoir un poil long et dur; cette opinion est absolument fausse, la tonte étant un
remède qui sert à combattre chez l'un son
tempérament lymphatique, chez l'autre son
manque d'appétit, chez un troisième ses
sueurs débilitantes; si ce remède réussit et

parvient à améliorer sa constitution, il ne tient alors qu'à vous, en venant à l'aide par des toniques pendant l'été suivant, ainsi que par une maintenue intelligente de la condition et une bonne nourriture, d'arriver à achever l'œuvre et à changer complétement la constitution de l'animal ; le jour où vous aurez obtenu ce résultat, les causes qui lui donnaient le mauvais poil étant disparues, le poil lui-même sera métamorphosé et vous pourrez mettre de côté la machine à tondre.

On a dit de la Constitution de notre pays qu'elle était perfectible, et ce mot eut un grand retentissement. Eh bien, il en est ainsi de la constitution du cheval, elle est perfectible, et cela grâce à la condition ; ne cessons de le répéter, car là est le secret de toute la science de l'homme de cheval.

DRESSAGE AU CAVEÇON

La leçon du caveçon, autrement dit, le travail à la longe est, sans contredit, un des meilleurs instruments d'éducation pour le jeune cheval qui n'a pas encore été monté, ou qui l'ayant été, résiste par malice ou par manque de souplesse.

Ce manque de souplesse est presque toujours la première cause de l'indocilité du cheval, en ce que celui qui se trouve raide, éprouvant une plus grande difficulté à obéir à la volonté de l'homme, et à exécuter les mouvements qui lui sont demandés, commence par cela même à s'irriter et à se défendre.

La première qualité qu'on doit chercher à faire acquérir au cheval, est donc cette souplesse, et c'est seulement par le trot que l'on peut y arriver; dans cette allure, le cheval reposant à la fois sur deux jambes opposées, l'une devant, l'autre derrière, les deux autres jambes ont toute facilité pour s'enlever et se déployer, en un mot, pour s'assouplir.

Le meilleur commencement, pour faire trotter le jeune cheval est le travail à la longe, mais ce travail si excellent, lorsqu'il est bien fait, peut devenir déplorable si l'homme qui l'entreprend, le fait maladroitement s'il est brutal, et si enfin il manque de la patience nécessaire pour faire comprendre au poulain ce que l'on attend de lui.

La manière dont est attaché le caveçon, dont on se sert de la chambrière, l'embouchure du cheval, le terrain où se fait l'exercice sont encore des conditions essentielles à la réussite et qui, malheureusement, sont trop souvent mal appliquées chez l'éleveur par ignorance ou négligence.

Le caveçon doit être enveloppé d'un cuir, sans cela il est trop sévère pour la peau tendre du nez du poulain ; il doit être ajusté assez haut pour ne point lui enlever la respiration, et surtout la muserolle sera assez serrée pour que le mouvement du trot ne le fasse pas balotter sur le nez ; bien des gens craignent de serrer cette muserolle et ne s'aperçoivent pas que plus le caveçon est serré, plus, au contraire, il perd de la dureté.

Il est essentiel que les premières leçons soient données par deux personnes, l'une tenant la longe et l'autre suivant le cheval avec la chambrière. L'homme qui tient la chambrière doit éviter tout d'abord d'attaquer le

poulain, mais la passer légèrement sur la
croupe ou, mieux encore, la traîner derrière
en marchant. La chambrière est un châtiment, et le châtiment ne doit arriver que lorsque l'animal a mal fait, et non pas lorsqu'il
ne comprend encore pas ce qui lui est de-
mandé. Le cheval ayant fait quelques premiers
tours, on l'arrête en raccourcissant la longe
pour le faire venir au centre du cercle sur
celui qui tient le caveçon, qui le caresse, pendant que l'homme à la chambrière la dissi-
mule derrière lui pour ne pas l'effrayer.

On fait ensuite repartir l'animal en sens
contraire en observant les mêmes précautions,
et en ayant soin de le faire revenir assez souvent au centre, autant pour lui faire reprendre
haleine que pour l'habituer à ne pas craindre
l'homme qui tient le caveçon.

Lorsque, par gaieté ou crainte, le cheval
s'enlève au galop et bondit, il suffira d'agiter

un peu la longe pour faire agir la pression du
caveçon sur le nez, mais il faut se garder de
le faire trop violemment, car l'animal arrive-
rait à résister et à chercher à se porter en
arrière ; il est important, surtout au début,
qu'il craigne plus la chambrière que le caveçon
et que ses efforts d'indiscipline se traduisent
par des mouvements en avant plutôt que par
ceux du recul, car on calmera plus facilement
les premiers que l'on ne corrigera les autres.

Si cependant le cheval arrivait à refuser de
se porter en avant, et à s'arrêter, l'homme à
la chambrière peut alors l'en toucher légèrement, mais toujours, en ayant soin de l'effrayer plutôt que de l'en frapper violemment.
Celui qui dresse le cheval doit avoir le tact de
savoir proportionner la durée de la leçon ; dès
qu'il voit sa gaieté tomber, et avant que la
lassitude commense à se faire sentir, il faut
le renvoyer à l'écurie ; beaucoup de personnes

croient avoir raison d'un cheval par la fatigue; il n'en est rien, et l'on en rebute souvent ainsi; il faut craindre d'abuser de sa bonne volonté, sans quoi la leçon n'a plus de fruit.

Quand l'animal, arrivé à comprendre ce que l'on lui demande, commence à bien exécuter le trot en cercle, l'homme qui tient la longe devra, petit à petit, tirer en dedans du cercle la tête du cheval en lui écartant la croupe par le moyen de la chambrière; l'épaule du dehors se trouvant ainsi attirée en dedans est obligée à un mouvement circulaire qui l'assouplit beaucoup.

Le poulin étant bien habitué au travail à la longe, on le fait monter en le tenant toujours de même, et le cavalier doit s'attacher les premières fois à le gêner le moins possible par sa main et ses jambes; il doit se servir du bridon qui est bien préférable à ces mords allemands, si fort en usage en Normaudie et qui, sans être durs, ont cependant l'inconvénient de la gourmette, et offensent souvent la barbe du cheval, un des endroits les plus sensibles et les plus irritables.

Le cavalier, pendant les premières leçons, laisse, à celui qui tient la longe, le soin de tourner et diriger le cheval; son rôle se borne à le seconder et il ne doit prendre l'initiative de tous ces mouvements, que lorsque le cheval semble habitué à sa main et ses jambes. Ce progrès obtenu, les rôles changent, l'homme qui tient la longe se borne à maintenir l'animal, et le cavalier tenant dans chaque main les rènes du bridon, et faisant sentir légèrement le gras des jambes, dirige les mouvements.

On ne peut trop prendre de précautions, ni employer trop de patience dans le dressage des poulains, et l'on ne gagne rien à brusquer et à brutaliser ; de la sorte on obtient quelque-

fois un résultat plus rapide avec un animal
mou et indolent, mais celui qui a de la vigueur se heurte, se froisse, et il faut quelquefois des mois de travail pour effacer, dans son
caractère, le résultat de la brutalité d'un jour.

DEUXIÈME PARTIE

GOURME

La Gourme est une action inflammatoire des membranes muqueuses du nez et des glandes de la ganache, qui attaque les jeunes chevaux, principalement ceux qui ont été élevés sans beaucoup de grain, et ont été privés de soins; elle se montre rarement chez les produits de pur-sang.

Elle s'annonce par l'engorgement de la ganache, la tristesse, la fièvre, le manque d'appétit, les yeux sont chassieux et les naseaux jettent.

Quand la maladie est simple, bornez vous à préserver la ganache du froid par une peau de mouton, et le camail, mettez à l'eau blanche et à la diète, et laissez au malade, bien couvert dans son box, un seau d'eau fraîche que vous renouvelez fréquemment.

Si la constipation existe, donnez quelques lavements ; lorsque la tuméfaction de l'auge augmente, vous pouvez aider au percement de l'abcès par un cataplasme de farine de lin, les onctions de saindoux ou d'huile de laurier, si la fluctuation s'y fait sentir, ouvrez-le à la lancette.

Lorsque la maladie est maligne, c'est-à-dire que gagnant l'arrière bouche et le gosier, elle arrive même quelquefois jusqu'aux poumons, que la fièvre et la toux augmentent, que des tumeurs se forment sur diverses parties du corps, que les membres s'engorgent, et que la difficulté de respirer est telle que vous craignez la suffocation, alors saignez, donnez des fumigations, des boissons adoucissantes, mettez un seton au poitrail, et des vésicants sur les tumeurs.

Cette maladie, dont les symptômes ressemblent à ceux de la Morve, s'en distingue en ce que dans la Morve le cheval ne tousse pas et conserve sa gaieté et son appétit.

Elle est fort contagieuse, et réclame la mise à part de l'animal attaqué.

ANGINE

L'Angine est une inflammation de la gorge, elle est dite laryngite quand son siége est dans le larynx, pharyngite quand il est dans le pharynx.

Elle s'annonce par une toux courte sèche, non suivie débrouement; la salivation, la difficulté de la déglutition, et même de la respiration.

Au début, l'appétit persiste, et le malade semble préférer le foin, mais lorsque la maladie augmente, la mastication se fait avec peine, l'animal rejette sa nourriture, il allonge le cou; la fièvre se déclare, l'inflammation gagne le nez et les bronches, et des abcès se forment à l'intérieur et à l'extérieur.

Cette maladie provient de refroidissements, de boissons trop froides, ou de fourrages barbus.

Enveloppez la gorge avec une peau de mouton, et frictionnez la deux fois par jour avec le liniment volatif simple ou contenant de l'onguent mercuriel, Si la tumeur est prononcée à l'extérieur avec douleur, mettez des cataplasmes de graine de lin jusqu'à maturation des abcès; faites des fumigations au goudron, et frottez la bouche avec une dissolution de miel dans du vinaigre.

Si l'inflammation et la fièvre sont fortes, saignez et faites boire sur le nitrate de potasse, employez les lavements si la constipation arrive, la diète et ensuite les fourrages verts et les aliments légers.

Si l'angine est couenneuse, on doit recourir aux fréquentes saignées, aux vésicants sur la gorge et au calomel à l'intérieur.

Des frictions de moutarde au cuisses et aux bras seront aussi d'un bon effet pour combattre l'inflammation qui se porte à la tête.

La maladie peut devenir chronique, mais ordinairement sa durée varie de cinq à quinze jours, il sera nécessaire d'appeler le vétérinaire pour observer les symptômes et les complications qui peuvent survenir.

CATARRH

Cette maladie est généralement la suite d'un refroidissement d'un mauvais pansage après une forte transpiration et enfin de la négligence. La mue, les changements brusques de température l'occasionnent souvent.

Prise à temps, elle est peu sérieuse, mais il faut la surveiller à cause des autres maladies, la pleurésie par exemple, qu'elle peut amener. Lorsque le catarrhe est simple, les naseaux sont rouges et secrètent un fluide jaunâtre opaque, les ganglions de l'auge s'engorgent, la peau est séche, l'appétit restreint, et les yeux larmoient ; pour le traiter, couvrez fortement le cheval, remplacez l'avoine par un barbotage composé d'un quart de litre de graine de lin mélangé avec trois onces de sucre commun et faites boire tiède, si le catarrhe se complique de toux et de sensibilité à la gorge, donnez des boissons nitrées, des fumigations et frictionnez le gonflement de la gorge avec la moutarde ou la teinture de cantharides.

Si vous reconnaissez la présence de la fièvre appelez l'homme de l'art et faites tirer deux à trois litres de sang, mais seulement dans le cas ou la toux est sèche et rude, et où la membrane nasale est très-rouge.

Quelqu'aigu que soit le catarrhe, il ne doit pas durer plus de quinze jours, sans quoi il arrive à l'état *chronique*, c'est-à-dire, que le cheval mange bien et reparait en santé, mais

que malgré cela le jètage persiste, il faut alors
avoir recours aux breuvages toniques, au seton
à la poitrine, aux rouelles sous la ganache et
même au vésicatoire le long de la trachée
artère, la maladie est alors grave, et elle se
termine souvent par la morve.

INFLUENZA

L'influenza, ou catarrhe épizootique, sévit, ainsi que ce dernier nom l'indique, souvent épizootiquement, et attaque de préférence les animaux jeunes, de sang noble, et ceux soumis à une alimentation riche et à un fort travail. Ses formes sont très-diverses, et n'ont guère comme caractères accentués que la toux, la répugnance pour l'avoine et la boisson et la prostration du cheval ; quelquefois la maladie présente des caractères typhoïdes ; elle est alors fort grave ; sa durée varie de deux à dix jours.

Il est indispensable d'appeler un ou deux vétérinaires, et d'avoir leur présence fréquente pour observer les symptômes si changeants de chaque jour.

La saignée, mais au début seulement, les vésicatoires au larynx, la diète, un box spacieux et bien ventilé, la nourriture verte, et surtout lorsqu'on peut le faire sans danger, l'éloignement du cheval du pays infesté sont les principaux soins à donner. Pendant les années 1871 et 1872, cette maladie s'est abattue sur les écuries des courses de Chantilly et y a fait de grands ravages.

POUSSE — TOUX CHRONIQUE

La Pousse est une maladie interne de la plus haute gravité ; pour nous servir d'une locution anglaise d'une saisissante réalité, le cheval poussif n'est plus bon que pour la chaudière ; aveugle, boiteux ou farcineux, on peut l'utiliser encore à un service de vitesse, mais lorsque sa respiration est affectée constitutionnellement, il en est incapable.

Les praticiens les plus célèbres ont vainement élucidé le problème de ce qu'est la pousse, mais ils sont d'accord sur ce qu'elle est l'irrégularité de l'acte respiratoire, c'est du reste par là qu'on peut la reconnaître.

Dans l'état sain, le mouvement des côtes et des flancs s'opère avec une régularité parfaite, et le cheval respire douze ou quatorze fois par minute.

Pendant l'inspiration les côtes se soulèvent lentement et d'une manière continue, et les parois des flancs se relâchent simultanément suivant le même rhythme.

Pendant l'expiration, les côtes s'abaissent avec la même lenteur, et les muscles des parois du ventre se contractent suivant le même rhythme. Ces deux mouvements doivent être faits dans un ordre parfait et sans secousses.

Si l'état maladif oppose une gêne à cette action simultanée, le mouvement d'expiration s'effectue alors en deux temps séparés l'un de l'autre par un arrêt rapide, et l'expiration achevée, l'inspiration qui lui succède s'opère d'une manière brusque et rapide et le ventre semble éprouver une sorte de chute ; c'est ce mouvement qu'on appelle soubresaut ou coup de fouet.

A ce symptôme se joint une toux profonde, caverneuse, avortée et non suivie d'ébrouement ; râle dans les deux poumons et jetage albumineux par les narines.

La véritable pousse provenant d'une lésion organique n'est pas guérissable ; on peut l'atténuer par l'usage d'aliments digestibles qui ne chargent pas les intestins, tels qu'avoine, grains cuits, paille et foin hachés et associés à la mélasse ; on emploie encore avec grand succès l'acide arsénieux à la dose d'un demi-gramme à un gramme, et l'on doit avant tout supprimer le foin et les fourrages altérés et tenir le cheval poussif dans une écurie très-aérée,

Les maquignons, pour vendre un cheval

poussif lui donnent fort peu à boire, surtout
les deux ou trois jours qui précèdent celui où
ils doivent présenter l'animal.

La veille le matin, ils lui font prendre
deux grammes d'émétique dans un litre d'eau
et le soir un gramme d'arsenic.

Se défier de cette ruse malhonnête et ne pas
en user.

Quatre-vingt-dix-neuf fois sur cent, la
pousse est précédée de la toux chronique, et
cette toux n'est pas à craindre avec un bon
groom, et un bon entraînement, car elle n'est
presque toujours que la conséquence de la pléthore.

Elle consiste en une toux sèche, courte,
rauque, se faisant entendre soit périodique-
ment, soit à divers moments, principalement
après que l'animal a bu, lorsqu'on le débar-
rasse de ses couvertures ou lorsqu'on le sort
de l'écurie.

Donnez très-peu à manger avant le travail, faites boire sur le goudron, jetez un peu de soufre dans la nourriture du cheval, et employez les purgatifs, enfin et surtout, tenez le cheval en condition et vous aurez, par cela seul, raison d'une toux invétérée.

L'hiver, la tonte du poil est de rigueur dans les deux affections dont nous venons de parler.

On calme la toux chronique et même on la guérit par l'emploi de la Belladone.

On peut calmer la toux chronique avec les pilules suivantes :

Emétique, 1 once.
Calomel, 3 drachmes.   } 24 pilules à donner
Opium purifié, 1/4 once.   deux par jour.

CORNAGE — SIFFLAGE

Le cornage est un bruit particulier qui résulte de la collision de l'air dans les conduits respiratoires ; quelquefois il n'est que la suite passagère de quelques maladies, par exemple de l'angine, et disparaît après la convalescence de la maladie, mais le plus souvent il persiste.

Ses causes les plus générales sont l'angine, l'hérédité, ou une lésion mécanique produite par un collier trop étroit ou un enrênement immodéré qui comprime le larynx et arrive à déformer la trachée.

En résumé, le cornage est le résultat de l'é-
paississement de la membrane de la glotte, ou
des ulcérations du tuyau aérien.

Ces explications suffisent à démontrer qu'il
est irrémédiable, car je ne crois pas que la
science ait encore fourni le moyen d'atténuer
ou d'enlever l'induration des membranes intérieures.

Je veux bien qu'au sortir de la maladie qui
l'a déterminé, on essaie quelques remèdes et
dans ce cas je conseillerai les frictions de pommade de bi-iodure de mercure et axonge mé-
langés dans la proportion de un à seize, et
faites à deux ou trois reprises, chacune n'ayant
lieu qu'aussitôt que la croûte formée par la
précédente est détachée.

On peut essayer aussi les vésicatoires et les
frictions de pommade mercurielle.

Quant à l'opération, dite de la bronchotomie,
qui consiste à ouvrir le larynx ou la trachée,

elle est absurde, car qui peut savoir à quel endroit précis du conduit se trouve l'obstacle qui
amène le cornage, et l'on ne peut ici, comme
dans une conduite d'eau obstruée, défaire le
canal jusqu'à ce qu'on soit arrivé au point
obstrué.

Ne laissez donc jamais ainsi martyriser et
perdre un cheval par un vétérinaire désireux
de se livrer à une opération importante.

Le sifflage est-il un cornage observé à un
faible degré, où, au contraire le dernier degré
de l'affection ; le doute et désaccord sont com-
plets chez les praticiens à ce sujet ; je me pro-
noncerai pour la dernière hypothèse, en me
basant sur l'exemple de *Deceitful,* célèbre coureur de haies qui passa successivement d'un
cornage modéré, à un cornage ressemblant au
mugissement du taureau et enfin à un sifflage
qui ne lui permettait même plus un galop de
cent mètres.

7

Est-il complétement impossible de se servir d'un corneur, non certes, on peut lui demander un travail aux allures modérées, en
ayant soin d'abréger la durée des temps de
trot ou de galop, assez pour lui permettre de
respirer plus aisément; il faut toutefois avoir
soin de laisser grande liberté à la tête et à
l'encolure; on peut encore l'utiliser au collier
avec des charges légères et en le ménageant
aux montées.

MORVE — FARCIN

Il y a peu de propriétaires de chevaux qui ne se soient figuré, en un moment donné, qu'un de leurs animaux était morveux; fort heureusement cette prétendue morve n'était qu'un catarrhe, et ils en étaient quittes pour leurs alarmes; c'est qu'en effet la morve a des symptômes peu différents de ceux du catarrhe, de l'angine ou de la gourme. Ses caractères principaux sont le jetage d'une matière puriforme par un naseau; la tuméfaction et l'induration des ganglions de l'auge, et

enfin les ulcérations sur la muqueuse nasale.

Ces ulcérations arrivent à se cicatriser; le
jetage devient brun, mélangé de corps noi-
râtres et de matières sanguinolentes, enfin la
respiration de l'animal donne une odeur nau-
séabonde, des hémorrhagies se déclarent, l'a-
nimal maigrit, son poil se pique; le ventre,
le fourreau, les membres se couvrent d'œ-
dèmes, la morve aigue arrive et emporte le
malade.

La véritable morve n'a pas d'autre guérison
qu'une balle de fusil, et quelque exemple
qu'on veuille m'en citer, je n'y apporterai jamais d'autres remèdes.

Le farcin se reconnaît à l'inflammation
suivie du ramollissement des ganglions et
des vaisseaux lymphatiques; il est précédé
de mouvemens fébriles, d'œdèmes sur le
corps et les membres, auxquels succèdent des

boutons, isolés ou réunis entre eux, et formant une sorte de chapelet.

Ces boutons donnent issue à une matière purulente et deviennent des ulcères ; l'appétit persiste mais l'animal perd ses chairs.

Le farcin se guérit, dit-on, avec le cautère et le mercure ; nous préférons ne pas essayer cette guérison, et croyons, lorsqu'il se montre dans notre écurie, que le meilleur est de se débarrasser du cheval attaqué de n'importe quelle façon.

Certes, nous ne croyons pas la contagion aussi forte qu'on le suppose généralement, et nous sommes d'avis que pour que cette contagion existe, il est nécessaire que la matière des tumeurs ou celle du jetage vienne en contact avec la peau nue, ou dépouillée, une écorchure par exemple, tant dans le farcin que dans la morve ; mais enfin ce fait peut exister, et en outre de l'inoculation ainsi apportée à un autre cheval; il y a ce que nous devons craindre encore plus : l'inoculation donnée à l'homme qui soigne le malade; si donc votre cheval est attaqué de la morve ou du farcin, n'entreprenez pas la cure et détruisez-le plutôt que d'encourir en le conservant une responsabilité qui peut devenir terrible.

INFLAMMATION GÉNÉRALE
ET LOCALE

Cette terrible maladie, qui visite surtout les
écuries où le cheval est soumis à une alimentation riche et disproportionnée au travail
qu'il exécute, ne saurait être mieux décrite
que par l'analyse suivante qui est due à
M. White :

« L'inflammation consiste, lorsqu'elle est
» générale, en une augmentation d'action
» du cœur et des artères; le sang circulant
» avec une vitesse anormale jette tout le

» système dans la perturbation. Lorsqu'elle
» est locale, l'augmentation de l'action est
» limitée aux vaisseaux de la partie. »

L'inflammation générale est le plus souvent le résultat de la pléthore, et un effort de
la nature pour se débarrasser de cet excès de
sang; quand elle est locale, ce sang superflu
se porte fréquemment sur quelqu'un des organes intérieurs, tels que le poumon, les
yeux, le cœur, l'intestin, etc. Si la pléthore
donne le plus souvent lieu à ces inflamma-
tions, elles se déclarent en général à la suite
d'un refroidissement, ou lorsque l'homme
chargé du cheval a manqué de soin en lui ad·
ministrant ses aliments, et n'a pas su constater si ses digestions se faisaient mal.

Dès le premier symptôme de la maladie,
il faut courir le plus vite possible chercher le
vétérinaire, car c'est la manière dont la maladie est prise à son début qui la rend grave

ou légère, et l'on comprendra facilement que si les organes internes sont lésés, la médication doit dépendre de la connaissance parfaite, par la science pratique, et celle résultant des autopsies, de la structure des parties où se porte l'inflammation.

Néanmoins, si le praticien tarde à arriver, saignez abondamment et pour éviter que le sang n'apporte une trop grande violence à l'intérieur, pratiquez des applications de farine de moutarde aux bras et aux cuisses, et faites observer une diète absolue.

L'approche de cette maladie se reconnaît aux symptômes suivants : le cheval est lourd, baisse la tête, se tourmente, change de jambe comme point d'appui, ses naseaux se dilatent et se colorent, et il laisse échapper une toux sèche et courte.

7.

FIÈVRE

La fièvre est facilement déterminée chez le cheval soumis à des exercices violents et à une forte nourriture ; aussi, dès qu'on s'aperçoit que le cheval en est atteint, doit-on le soumettre à un traitement hygiénique pour tâcher d'arrêter l'inflammation et l'empêcher d'amener des désordres plus graves.

Pour cela il faut donner des altératifs, une nourriture peu substantielle, la diète même, bien couvrir et tenir chaudement le cheval. en ayant soin de laisser à sa portée dans son box de l'eau légèrement tiède ; en un mot, il faut tâcher de rendre à l'animal l'appétit et diminuer la violence de la circulation du sang.

On reconnaîtra la fièvre à l'accélération du pouls, qui est plein, dur ou petit ; à la faiblesse des battements du cœur, la peau sèche, la constipation, l'inappétence et la soif.

LAMPAS — BOUCHE ÉCHAUFFÉE

Le lampas des chevaux, dont la dentition est terminée, n'est le plus souvent qu'une inflammation des vaisseaux du palais, occasionnée par les piqûres d'un fourrage un peu dur ou par l'inflammation des gencives; il ne mérite pas l'attention qu'on lui donne, ni surtout la cautérisation par laquelle on le traite souvent. Ordinairement il cède à des frictions d'alun, ou d'ail et de vinaigre, et l'on ne doit recourir à la lancette que lorsque l'animal affecté refuse toute nourriture.

Le lampas nous amène à parler de la
bouche échauffée ou écorchée, résultat le plus
souvent de la mauvaise main du cavalier; il
faut alors rafraîchir la bouche par les barbotages; si le cheval refuse l'avoine, la lui
donner concassée, et lui mettre dans la bouche,
pendant une ou deux heures, un filet enveloppé d'un tampon d'ail entouré d'un morceau
de toile imbibée de vinaigre.

IMMOBILITÉ — ÉPILEPSIE

Ces deux maladies sont incurables.

Dans l'immobilité, le cheval semble endormi, il est absorbé, et semble indifférent à ce qui se passe autour de lui; sa tête est pendante, si on lui lève un membre, le membre reste dans cette position, ses yeux sont fixes ; dans la marche, il dévie d'un côté ou de l'autre, se heurte, et l'action de reculer lui est impossible.

L'épilepsie commence par le vertige, l'animal pris de tremblements tombe et s'agite dans les convulsions, il bave et grince des dents; après l'accès les excréments et l'urine partent, et la sueur envahit le cheval; ces accès n'arrivent pas régulièrement et ne durent guère plus de vingt minutes.

———

APOPLEXIE — DÉLIRE — VERTIGE

COUP DE SANG

L'apoplexie et le vertige sont en général causés par la pléthore, il en est de même du délire et du coup de sang. Le vertige résulte souvent d'une mauvaise digestion qui amène une distension dans l'estomac et des obstructions dans le canal alimentaire; des vers l'occasionnent aussi quelquefois.

Un groom soigneux doit prévenir ces maladies par une médecine donnée à temps, mais si on les a laissées se déclarer, une saignée abondante doit être pratiquée immédiatement en attendant le vétérinaire qui, malgré les moyens les plus énergiques, aura peine à remettre debout l'animal ainsi en détresse.

Le cheval atteint du coup de sang tombe comme foudroyé, les yeux fixes et dilatés, les naseaux ouverts, la respiration courte, insensible. Des mouvements convulsifs l'agitent, ses flancs battent. Saignez copieusement à la jugulaire, et répandez sur sa tête de l'eau mélangée de vinaigre, ou mieux de la glace. Les symptômes précurseurs sont les vertiges, le manque d'appétit, la pesanteur, les baillements et l'engourdissement.

VAISSEAUX SANGUINS

Lorsqu'un animal est soumis à des efforts
qui dépassent les limites de la puissance vitale, la circulation du sang amène quelquefois la suffocation, mais le trajet des artères
est tellement hors des atteintes des blessures
et de la compression, autrement dit les com-
munications du sang, sont de telle sorte que
la compression à laquelle elles sont soumises
ne peut arrêter complétement la circulation;
c'est ainsi qu'on peut expliquer le petit
nombre d'exemples que l'on voit des chevaux

se brisant un vaisseau sanguin au milieu des plus rudes épreuves.

Quelquefois la rupture d'un petit vaisseau amène une saignée si abondante, qu'elle fait concevoir des inquiétudes, sans que pour cela le cheval en reste affecté.

DANGER DE LA SAIGNÉE

Fort heureusement, l'usage de la saignée périodique est enfin laissé complétement de côté, et la médecine nouvelle a fait justice de cette mode surannée; partout actuellement il est reconnu que rien ne porte plus à la pléthore (homme ou cheval) que la saignée, et que plus l'on saigne, plus il y aura abondance de sang.

Nous n'avons donc pas à revenir sur cette vérité admise, et ne nous occuperons que des

saignées nécessitées par une inflammation locale et subite.

La pratique de tirer du sang peut avoir des
conséquences bien funestes dans les maladies
résultant d'une circulation languissante, car
elle apporte alors une débilité excessive, il
faut donc y regarder à deux fois avant de
faire usage de la lancette, lorsque l'on n'est pas
vétérinaire et qu'on n'a pas étudié à l'avance
l'état du pouls du cheval.

Cette prudence est d'autant plus importante,
que les cas terribles qui exigent une saignée
immédiate sont presque toujours au-dessus
des aptitudes des différents propriétaires des
chevaux.

C'est de l'augmentation ou de la diminution
de la rapidité du cours du sang que dépend
l'état de santé ou de maladie, il faut donc,
pour savoir si l'on doit saigner ou non, con-
naitre à l'avance si l'affection dont souffre le

cheval est produite par une augmentation de l'action du cœur et des artères, ou par une diminution d'énergie vitale; et ce sont choses bien délicates à apprécier pour qui n'est pas praticien.

RHUMATISME

Le cheval est sujet aux rhumatismes, ceci n'est plus contesté aujourd'hui ; les rhumatismes peuvent être aigus ; et les symptômes sont alors la raideur de l'avant-main, l'impossibilité du recul et de la conversion ; l'animal est presque constamment couché, enfin il a tous les symptômes de la fourbure, sauf la chaleur des pieds ; tenez le cheval chaudement, et donnez des breuvages chauds et du sel de nitre.

Si le rhumatisme est chronique, l'animal

boite au départ, et se remet une fois échauffé ;
ayez recours alors aux frictions excitantes sur
la partie attaquée, tenez chaudement, et pro-
diguez le sel de nitre et les laxatifs.

RÉTENTION D'URINE

La rétention d'urine consiste en l'accumulation de l'urine dans la vessie, causée par le spasme du col de la vessie, ou un obstacle dans le canal.

Le cheval se campe et fait des efforts inutiles pour uriner; s'il ne peut y arriver, la fièvre arrive, et la vessie se rompant, il meurt dans un espace de deux à trois jours.

Essayez d'abord les frictions sèches sous le ventre; le poivre brûlé sur une pelle rouge mise au-dessous du fourreau, donnez des la-

8

vements, et faites avaler un gros de camphre, mêlé à deux gros d'opium; si ce traitement échoue, videz la vessie en introduisant la main dans le rectum et pressant légérement la vessie d'avant en arrière.

Les chevaux qui urinent difficilement doivent boire fréquemment sur le sel de nitre; on peut leur en donner aussi tous les dix jours dans leur avoine.

MALADIE DE LA MOËLLE
ÉPINIÈRE

L'inflammation de la moëlle épinière est une congestion instantanée suivie d'une paralysie de l'arrière-main.

L'animal vacille dans sa marche, il tremble, se couvre de sueur, puis tout d'un coup il tombe et ne peut se relever, ses excrétions s'arrêtent, les reins sont brûlants et sensibles, il conserve encore de l'appétit et de la soif, enfin ses urines deviennent noires.

Cette maladie vient à la suite de refroidissements, ou de chocs et efforts dans les reins, elle se guérit fort rarement. La saignée, les laxatifs, les lavements, les frictions continues sur les reins tantôt avec le bouchon de foin, tantôt avec l'essence de térébenthine sont le premier traitement à tenter ; on doit en outre tenir l'animal à la diète, le bien couvrir dans une écurie très-chaude, et s'il ne peut se tenir debout l'y maintenir avec une suspension.

Quand même la guérison arrive, le cheval n'est plus bon à faire un bien grand service.

OPHTALMIE. — FLUXION

PÉRIODIQUE

On a attribué les ophtalmies épizootiques à l'action des rayons lumineux vivement réfléchis sur l'organe de la vue, quand les chevaux sont attachés à des murs de couleur blanche ; et par contre, chacun sait qu'une lumière trop faible rend l'œil impressionnable, l'affaiblit et augmente sa sensibilité à l'action subite de la grande lumière.

Les pronostics les plus défavorables à l'examen de l'œil du cheval, sont, au dire de M. Percival, son enfoncement, l'aspect sombre de l'un en comparaison avec celui de

8.

l'autre, la proéminence de la membrane cli-
gnotante, son état humide, l'obscurcissement
de la cornée, particulièrement autour de sa
circonférence, l'état terne ou de décoloration
de l'iris, les corporà nigra jaunâtres ou tache-
tés, enfin la pupille plus petite que l'autre
peut être brumeuse ou laiteuse, en offrant à
son centre une légère tache blanche qui est
une cataracte commençante.

Si l'on aperçoit chez un cheval l'œil fermé
ou des signes d'inflammation, il faut appeler
l'homme de l'art et saigner et purger au plus
vite. On peut aussi employer les applications
toniques et verser du laudanum dans l'œil
pour apaiser la douleur, mais nul doute que
le paroxysme ne revienne, et alors il vaut
mieux se décharger de sa responsabilité sur le
vétérinaire qui mettra les setons à la joue, les
rouelles à la ganache, emploiera les collyres
émollients, les frictions d'onguent mercuriel

et de calomel, et malgré tous ces moyens par-
viendra rarement à arrêter cette inflammation,
d'autant plus difficile à conjurer qu'elle n'existe
presque jamais dégagée d'altérations mor-
bides des autres tissus.

Une atmosphère souillée peut engendrer
cette maladie, mais le plus souvent elle est
due à l'hérédité, quelquefois à des pâturages
marécageux.

N'achetez jamais un cheval qui a ainsi perdu
un œil, car tôt ou tard la perte de l'autre s'en-
suivra, et dût ce résultat ne pas arriver, le
borgne le plus adroit peut vous heurter contre
un obstacle placé du côté dont il ne voit pas ;
bref, quoique le cheval jouisse d'une étendue
de vision latérale bien plus grande que celle
de l'homme, cette étendue n'est pas suffisante
lorsqu'elle ne s'exerce que d'un côté, et ne lui
permet pas de voir le choc qui se présente de
l'autre.

COLIQUE

La colique, la terreur du fermier et de tout homme qui possède des chevaux, et qui craint de se les voir enlever ainsi en quelques heures a des caractères variés et qui exigent un vétérinaire pour les distinguer ; et encore voit-on souvent les meilleurs praticiens éprouver la plus grande difficulté à découvrir s'ils se trouvent en présence soit de la colique par indigestion, soit de la colique par météorisation, ou venteuse, soit enfin de l'entérite ou inflammation des intestins.

Les symptômes de ces trois affections pré-

sentent une grande analogie, la seule dissem-
blance est que dans l'entérite les douleurs ne
cessent pas un seul instant, tandis que dans
les tranchées elles s'arrêtent parfois un certain moment.

L'attaque de coliques qui consiste en une
contraction spasmodique du canal intestinal
est ordinairement soudaine ; aucun mouvement de fièvre ne lui sert de précurseur, ni
même souvent ne l'accompagne ; le cheval se
roule, cherche à se vider en vain, essaie de se
coucher, gratte du pied, regarde son flanc et
témoigne de sa souffrance par l'impossibilité
où il est de se tenir en repos.

Le traitement consiste à promener le cheval pour éviter qu'il se débatte et se blesse, à
le bouchonner fortement, le fouiller avec la
main, lui donner des lavements tièdes d'eau
et de savon, et lui faire avaler un breuvage
calmant.

Parmi les breuvages qu'on donne le plus souvent il faut citer en première ligne : une pinte d'eau de gruau chaude contenant deux onces d'huile de térébenthine et un once d'opium.

On se sert aussi avec succès d'un breuvage composé de 62 grammes de laudanum de Sydenham pour un litre de décoctions de têtes de pavot.

Enfin Stewart donne la recette suivante :

1 litre eau-de-vie,

4 onces extrait doux de nitre,

3 onces gingembre en morceaux,

3 onces clous de girofle.

Faites infuser le gingembre et les clous de girofle que vous laissez, bien que le liquide seul doive être administré. La dose à employer est de six onces dans un litre de lait chaud ou d'eau chaude toutes les vingt minutes jusqu'à guérison. Tous ces remèdes sans préjudice de frictions sèches et frictions à l'essence de térébenthine aux quatre membres ; mais, je le répète, appelez toujours le vétérinaire quand ce ne serait que pour examiner s'il faut ou non tirer du sang.

CASTRATION

Nous n'avons pas, bien entendu, à décrire ici les diverses modes de castration, cela incombe au vétérinaire, et c'est là une opération qui se fait sans danger pour le poulain comme pour le cheval plus âgé ; nous ne voulons parler que des soins qui doivent suivre et des précautions à prendre.

En premier lieu, on doit éviter de faire la castration dans des saisons froides ou brûlantes, enfin dans les temps extrêmes, ni surtout pendant la période de la mue.

La mise au pâturage immédiate, apres l'opération, est dangereuse, il faut lui préférer le box avec des aliments convenables, la nourriture verte si on le peut, et de bonnes couvertures pour maintenir la chaleur du corps.

Contrairement à une opinion assez accréditée, nous ne croyons pas que la castration ait pour résultat de changer le caractère vicieux et méchant, ni de l'améliorer et adoucir ; elle peut diminuer la force, mais non, rendre bon et doux le cheval méchant et vicieux.

———

TICS — LÈCHEMENT

Les différents tics des chevaux sont plutôt désagréables à l'œil que nuisibles à la santé. Lors cependant qu'un cheval tique sur sa mangeoire d'une façon continue il peut arriver à se donner des coliques par météorisation, mais ces cas sont rares, et avec un peu d'observation on doit toujours arriver à trouver le collier ou la muselière qui rendent au cheval sa mauvaise habitude impossible.

Le lèchement, fort rare dans une écurie saine et bien tenue, s'y montre cependant quelquefois chez des chevaux qui ont subi de grandes fatigues sans être en condition; il provient aussi de l'usage de mauvais foin; le foin fermenté agit sur le rein comme diurétique et débilite le cheval. L'animal, atteint du lèchement, devient triste et nonchalant, il abandonne sa nourriture pour lécher la muraille, la mangeoire, et tout ce qui est à sa portée, principalement les autres chevaux, ou même sa propre peau.

On guérit facilement cette maladie en plaçant dans la mangeoire un bloc de sel que le cheval se met alors à lécher, et en lui donnant une nourriture de meilleure qualité et quelques toniques.

L'inconvénient de cette mauvaise habitude est qu'il en résulte pour le cheval une grande débilitation et l'amaigrissement.

HÉRÉDITÉ

Écartez de la reproduction tout individu affecté d'exostoses, soit congéniales, soit accidentelles, et vous verrez le nombre des chevaux tarés diminuer. C'est là en effet la cause la plus générale des tares osseuses des membres du cheval, et de beaucoup de maladies internes, scrofuleuses ou autres.

L'administration des Haras, qui lutte avec soin pour ce système en refusant d'admettre et même d'approuver tout étalon possédant ces tares, arrivera nous l'espérons à un résultat que nous envieront les nations voisines qui n'y apportent pas la même prévoyance; mais ses efforts sont entravés par cette quantité d'étalons rouleurs, qui tentent l'éleveur par la facilité avec laquelle ils se transportent chez lui, et qui nous donnent la plupart de ces chevaux manqués qui encombrent nos marchés.

A cette cause se joint l'emploi comme poulinières d'une foule de juments que leurs tares rendent impropres à tout service, et malheureusement il serait impraticable d'essayer d'interdire la saillie de toute jument et de tout étalon possédant des tares osseuses.

Nous n'avons donc, pour lutter et réagir contre ces mauvaises tendances, à notre disposition, que la sévérité avec laquelle on doit refuser dans les concours toute prime ou tout encouragement aux produits de chevaux ainsi tarés.

Cette question de l'hérédité est du reste

résolue, non-seulement pour la reproduction chevaline, mais pour toute autre, témoin la clavelée, les humeurs et la ladrerie chez les moutons bœufs et porcs, et dans la race humaine elle est aussi bien admise non seulement pour les formes, mais même pour les caractères.

Nous pouvons citer comme exemple remarquable chez les chevaux, les produits du fameux cheval du comte de Lagrange, *Monarque*, qui se reconnaissent aux jardons, que leur père leur transmet presque invariablement, et enfin les fils de corneurs ne deviennent-ils pas le plus souvent comme leurs ascendants.

JAUNISSE

La jaunisse attaque fréquemment le cheval,
en général elle est la suite d'une nourriture
débilitante, de mauvais soins et d'un tempérament lymphatique.

Quelques-uns attribuent à cette maladie un
caractère épizootique ou tout au moins conta-
gieux et font séparer le cheval qui en est
atteint. C'est là une erreur, et s'il n'est pas
rare de voir plusieurs chevaux d'une même
écurie passer par la jaunisse, cela doit être
attribué non à la contagion, mais à l'alimen-

tation mauvaise, qui étant la même, a produit le même résultat chez les animaux qui l'ont partagée.

La jaunisse doit céder à une ou deux purgations mercurielles, suivies d'un bon pansage et d'une alimentation tonique et fortifiante ; on peut aussi employer le calomel à petites dôses.

Ses symptômes sont la coloration jaune de la bouche, des gencives ; des yeux et des urines, le manque d'appétit, le poil piqué, les excréments pâles.

La présence du vétérinaire est nécessaire pour observer s'il ne se présente pas des caractères cérébraux.

CONTUSIONS

BLESSURE DES REINS. — MAL DE GARROT.

On appelle contusion la lésion produite par un choc, ou un poids inégalement réparti, dans les tissus, sans qu'il y ait plaie.

Le froissement des tissus amène la rupture des fibres, l'épanchement du sang, enfin l'inflammation et la tumeur et quelquefois à sa suite la gangrène.

Lorsque la contusion est récente, les réfrigérants et les résolutifs doivent en avoir raison, et il suffit pour cela du cataplasme

9.

d'argile et de vinaigre, ou du gazon mouillé d'eau salée. Si la contusion est forte et ne semble pas céder à ce traitement, employez l'eau-de-vie camphrée; mais si malgré ce traitement la contusion ne diminue pas et que vous voyez se former un abcès, laissez les réfrigérants, pour mûrir la tumeur avec des émollients; ouvrez-la ensuite pour faire sortir la sérosité roussâtre dès que vous y sentez de la fluctuation, et pansez avec le savon noir.

S'il se forme un durillon, ou cor, appelez un vétérinaire pour le faire extraire et observer les complications qui pourraient survenir, notamment dans le mal de garrot, où il faut craindre les fistules remontant à l'encolure, et la gangrène.

Le repos est nécessaire à un mal de garrot sérieux, et si l'on se sert du cheval, il faut bien éviter le frottement du harnais, ou celui de la selle dans les parties avoisinant le mal;

quand la blessure est légère ou qu'elle a seulement amené une tumeur phlegmoneuse molle, et lorsqu'elle est prise dès le premier jour, l'eau-de-vie camphrée doit en avoir raison.

Les blessures de reins qui proviennent en général de selles mal rembourrées, ou mal séchées, et enfin surtout du défaut d'assiette du cavalier doivent avoir le traitement identique à celui du mal de garrot. Les lotions résolutives, le gazon imbibé de vinaigre, ou encore les frictions d'eau-de-vie et de savon, et les compresses d'extrait de saturne sont les meilleurs moyens à employer.

Il sera bon si l'on remonte le cheval sans attendre la guérison complète, de faire pratiquer dans la selle par un ouvrier intelligent une fontaine plus large que la plaie, et au retour de l'exercice, de recommencer immédiatement le traitement.

COUPS ET BLESSURES

Les chevaux de chasse, notamment, sont fréquemment sujets à recevoir des coups ou des blessures, et si la lésion est grave, il faut avant tout mettre le cheval au repos jusqu'à la cicatrisation.

Il est de bonne précaution après un coup, une chute ou une forte contusion de faire avaler au cheval, dans un breuvage, 30 grammes d'arnica une heure avant le repas.

Les blessures ou coups sur le tendon nécessitent surtout une attention spéciale; il faut d'abord, tant qu'il y a inflammation, une purgation et des fomentations, puis des stimulants doux, et après, lorsqu'on remet le cheval au travail, le bain des jambes deux fois par jour dans l'eau salée, ou mieux dans une rivière.

Dans les blessures de peu de gravité, le cataplasme d'argile et de vinaigre, ou le cataplasme saturné doivent suffire, et si la partie menace de s'indurer, on arrivera alors aux vésicants.

ATTEINTE DES MEMBRES

Dans le choix des jeunes chevaux, il faut exclure ceux qui se donnent de ces atteintes, surtout dans les membres postérieurs, car elles résultent souvent aussi bien d'une défectuosité de l'extrémité supérieure, que de l'extrémité inférieure du membre.

Quelquefois la faiblesse en est seulement la cause, et avec du grain et une bonne ferrure, l'animal cesse de s'atteindre ; mais alors il s'agit de bien déterminer quelle est la partie du membre ou du pied qui heurte l'autre et pour cela on noircit la partie qui reçoit l'atteinte avec un corps gras, et la partie qui attaque s'en trouve ainsi colorée. Sans cette précaution, il est facile de se tromper à la vue, et en cherchant à remédier par des ferrures préventives, on peut détruire les aplombs du cheval ; en tous cas on doit mettre une botte en cuir, car il est urgent de ne ne pas laisser l'atteinte dégénérer en plaie par suite de coups répétés.

Le traitement, lorsque le mal est récent, se borne à un cataplasme astringent pour faire avorter l'inflammation ; par exemple un cataplasme de vinaigre et d'argile, ou des bains d'eau étendue de couperose verte. Si le mal date de quelques jours, calmez auparavant l'inflammation par un cataplasme de graine de lin.

Enfin si on a affaire à une atteinte encornée, servez-vous du baume du Commandeur.

ÉPINES ET CHICOTS — CLOU DE RUE

PLAQUES POUR LES PIEDS

Il arrive fréquemment, surtout à la chasse, qu'un cheval s'introduit une épine, un éclat de bois ou de fer, soit dans la jambe, soit dans le pied.

La présence de ce corps étranger amenant dans les tissus avec lesquels il est en contact une pression et une gêne, entretient alors une inflammation constante, et quelquefois une suppuration et une boiterie.

Il est toujours important de tailler et d'aller

à la recherche de ces corps étrangers, mais il est souvent difficile de les découvrir, et en outre de les extraire, et si, ce qui peut arriver, les ligaments, les nerfs et les tendons sont lésés, il faut alors avoir recours au vétérinaire et à sa trousse.

La recherche de ces épines a lieu plus favorablement au moment ou la blessure vient d'être faite, avant que l'inflammation ne se soit étendue.

Les pieds sont surtout sujets à ce genre d'accidents; et la gravité dépend de la profondeur à laquelle le pied est atteint, et de l'endroit offensé ; on désigne l'affection produite alors sous le nom de clou de rue.

Si le clou de rue, pénétrant au centre du pied, atteint l'articulation, le mal est incurable ; si au contraire, ne traversant que la corne, il se loge sous le tissu mou sous-jacent, on pourra l'extraire en creusant et débridant la sole et en pansant la plaie ainsi faite avec de l'étoupe imbibée d'eau-de-vie.

Quelquefois la difficulté de découvrir le corps étranger oblige à la dessolure.

Lorsque l'articulation est atteinte, il en résulte un écoulement de synovie par la blessure et des ulcères à la couronne ; l'animal meurt dans de terribles souffrances.

Le danger de cet accident a amené chez beaucoup de chasseurs l'usage des plaques, soit en cuir, soit en fer ou cuivre. Cette méthode est excellente à la condition que la plaque soit bien bourrée d'étoupe goudronnée de manière à ce que les pierres qui la heurtent n'en fassent pas entrer les éclats dans la sole, et que l'on relève les fers au moins tous les quinze jours. On rafraîchit alors le pied avec la bouse de vache délayée dans du vinaigre, et s'il s'est produit de l'échauffement dans les fourchettes, on cautérise avec la liqueur de Vilatte.

EFFORT DE TENDON

NERF-FERRURE

L'effort de tendon, ou entorse du tendon, est une inflammation violente des tendons par suite de contusions, d'efforts ou de grandes fatigues, et souvent par le mauvais aplomb résultant d'une mauvaise ferrure.

Si la distension est peu grave, on arrivera à la résoudre par le repos, les bains de rivière et les fomentations.

La fomentation, dont on obtient des résultats si merveilleux, notamment pour les mem-

bres des chevaux fatigués à la suite d'une
saison de chasse rigoureuse, consiste en bains
de jambe aussi chauds que l'animal peut les
supporter.

On place le pied dans un seau et à l'aide
d'une grosse éponge dans chaque main, on
baigne et lotionne pendant une demi-heure,
en réchauffant l'eau de temps en temps ; on fait
suivre ces lotions d'un espèce de massage pendant dix minutes et on applique les flanelles.

On peut se servir aussi contre la fatigue
du tendon, de l'arnica en breuvage, et en même
temps des frictions suivies d'un emplâtre d'arnica. Une fois l'inflammation passée, on rem-
place, dans les frictions, l'arnica par un onguent composé d'iode et de belladone. En tout
cas, que l'effort soit léger ou grave, on devra
faire rogner la pince du cheval, et allonger les
talons, quelquefois même par l'addition de légers crampons.

Si la distension est grave, si même l'effort est complet et que le cheval est ce qu'on appelle broken-down, ou mieux nerf-ferré, les frictions résolutives et les vésicatoires sont souvent sans résultat, et l'on est obligé d'avoir recours au feu.

Vous reconnaissez le cheval broken-down, en le faisant marcher et en vous plaçant de côté, vous voyez alors dans l'action de l'appui du membre à terre le boulet se fléchir en arrière.

Dans les écuries de course, où la nerf-ferrure est fréquente, on traite le membre malade avec la recette suivante :

1/2 litre vinaigre,
1/2 litre esprit de vin,
1 once sucre de plomb,
1 once alun de roche.

Le tout dissous dans trois litres d'eau.

En tous cas, que vous employiez le feu, ou les vésicants, il faut toujours auparavant détruire l'inflammation par les bains froids et les compresses de toile imbibée d'eau froide, ou mieux d'extrait de saturne.

CONTRACTION DES TENDONS

LE CHEVAL DROIT SUR SES MEMBRES

Par suite de la fatigue, il arrive fréquemment que les tendons fléchisseurs et lesmuscles qui les attachent se contractent ; le tendon, autrement dit la corde, se raccourcissant, l'animal au repos devient droit sur ses membres et l'angle du boulet avec le paturon tend à s'effacer ; le pied ne touche le sol qu'en pince et l'animal perd de la solidité.

Les moyens à employer pour combattre cette prédisposition sont palliatifs, ils consistent dans le soulagement apporté aux tendons en tenant les talons hauts, mettant même des crampons, ou tout au moins de fortes éponges, et en recourant aux fomentations d'abord, puis ensuite aux lotions astringentes et styptiques ; mais la ferrure est encore le meilleur palliatif à opérer contre cette usure du cheval.

Nous ne parlons pas ici et à dessein de la ténotomie, opération absurde et qui ne supporte pas le raisonnement.

ÉCARTS D'EPAULE

L'écart, ou entórse d'épaule, est une distension violente des muscles, ou ligaments de l'é-
paule d'où il résulte une boiterie avec ou sans
gonflement visible.

L'écart d'épaule est fort difficile à discerner,
car ses caractères ne sont guère sensibles ni
distincts de ceux des autres boiteries des membres postérieurs ; le cheval trottant à la main,
la tête libre, indique cette boiterie par le mouvement de la tête, dans le recul, il traîne la
jambe plutôt qu'il ne la porte en arrière ; dans

10

les descentes et la conversion sur le côté malade la boiterie est plus intense; quelquefois
son membre fauche en marchant, mais enfin
comme il n'y a ni douleur ni enflure visibles,
il est difficile de se prononcer avec certitude,
et avant d'entreprendre le traitement, il faut
soigneusement visiter le pied et le membre.

Ensuite, il y a à reconnaître si l'on n'a pas
devant soi une vieille boiterie d'épaule, ou
une boiterie intermittente, car ce cas est fréquent, la guérison du véritable écart d'épaule
étant rarement assez complète pour qu'il n'y
ait pas récidive; bien des gens même ne croient
pas, et ils sont peut-être dans le vrai, à cette
guérison définitive, et s'empressent, lorsqu'ils
ont remis droit un cheval boiteux d'un écart,
de s'en défaire, craignant le retour de la claudication.

Faites précéder tout traitement par les dou
ches froides, pour enlever l'inflammation,

frottez au bout de 3 ou 4 jours l'épaule entière depuis le garrot jusqu'à l'avant bras avec l'eau-de-vie camphrée mêlée à l'essence de térében-thine dans la proportion d'un litre d'eau-de-vie pour un demi-verre d'essence, faites cette friction pendant vingt minutes une fois pen-dant quatre jours de suite, attachez votre che-val au ratelier pendant une heure ou deux après la friction. Un engorgement considé-rable s'en suivra, et amènera des ampoules qui ne tarderont pas à crever, le poil tombe souvent, mais il est vite remplacé sans qu'il en reste de traces. Pendant ces quatre jours de frictions, tenez le cheval au repos, ensuite promenez-le au pas autant que faire se peut sans le monter; au bout d'une quinzaine de jours l'animal doit être guéri; si cela n'avait pas lieu, recommencez le traitement. On peut remplacer les frictions d'eau-de-vie et essence de térébenthine par la teinture suivante:

Cantharides en poudre 62 grammes.

Euphorbe en poudre 62 grammes.

Mettez ces deux substances dans une bouteille d'eau-de-vie à 22 degrés, exposez le
mélange à une douce chaleur, par exemple en
enterrant la bouteille dans le fumier, et vous
employez par chaque friction 125 grammes du
mélange.

Si la boiterie persiste, on peut avoir recours
à la teinture de cantharidés, aux vésicatoires,
au seton et enfin au feu sous cutané.

Pour les boiteries anciennes de l'épaule on
emploie avec succès le traitement suivant. Enveloppez le cheval de camails et couvertures
doubles ; frictionnez avec le mélange suivant :
Une once d'ammoniaque liquide et essence de
térébenthine, deux onces d'alcool camphré et
d'esprit de savon ; frictionnez jusqu'à ce que la
peau développe une mousse blanchâtre, trottez
le cheval à la plate longe, l'épaule malade en

dehors du cercle; quand il est en nage, rentrez-le, couvrez-le fortement et mettez sur l'épaule un sac imbibé d'eau froide, que vous renouvelez toutes les deux heures, cela pendant un jour et une nuit; donnez des boissons tièdes pour favoriser la transpiration, et promenez au pas bien couvert pendant huit jours.

La guérison est complète au bout de trois semaines.

CHEVAUX COURONNÉS

Le couronnement amène une grande dépré-
ciation dans la valeur d'un cheval ; il y a
même là en quelque sorte un préjugé, car
nous voyons tomber et se déchirer les genoux
des chevaux très-solides, qu'une pierre rou-
lante, une peur ou un obstacle qui a échappé
à leur vue ont ainsi jetés à terre, il n'en est
pas moins vrai que lorsque l'œil de l'acheteur
se fixe sur cette tare, l'on ne peut triompher
de son hésitation à acheter le cheval que par
une baisse considérable de prix.

Il ne faut cependant pas, lorsqu'on trouve dans un animal une bonne confortation et des aplombs réguliers, s'arrêter à cela, mais bien considérer par combien de mains inhabiles sont menés les chevaux, et à combien d'accidents imprévus ils sont exposés.

Quant au traitement du genou meurtri et couronné, le meilleur est de tenir le cheval dans une rivière pendant une ou deux heures trois fois par jour, jusqu'à la cicatrisation de la plaie ; si alors il reste un petit calus, ou si les chairs se sont mal rapprochées, un ou deux vésicatoires termineront la cure.

Si l'on n'est à proximité d'un cours d'eau, il faudra employer les douches d'eau salée qu'on fait suivre d'un pansement avec l'eau-de-vie camphrée fait avec une plume.

Nous indiquerons ici la médication suivante qui est d'une grande efficacité, mais qui présente une certaine difficulté et exige un groom

bien soigneux, et un cheval calme : Nettoyez
la blessure par le bain de rivière, ou l'eau
froide injectée, essuyez très-légèrement avec
un linge très-doux, et couvrez-la d'une couche
épaisse d'un doigt, de coton bien cardé ; fixez
le coton par une large bande de flanelle, (et
non de toile) et faites tenir le tout par une genouillère de peau pas trop serrée.

Laissez reposer le cheval trois ou quatre
jours, sans toucher à l'appareil, levez alors la
genouillère et le bandage, enlevez délicatement
le coton autour de la plaie, sans toucher la
croute qui se sera formée, promenez-le au pas
afin que la croute ne se rompe pas, puis mettez
une nouvelle couche de coton sans ôter celui
qui est adhèrant à la croute, remettez le bandage et la genouillère ; en douze ou treize
jours la croute tombe et l'on voit dessous une
peau nouvelle recouverte de poils sans aucun
changement même dans la couleur.

Ce traitement, indiqué par Stewart, donne des réussites merveilleuses, mais il faut bien du soin pour le mener à bien.

Pour aider le poil à repousser, employez une once de cérat mélangé à un demi-gros d'huile volatile de romarin et à un gros de camphe, si le cheval est alezan vous ajoutez quelques gouttes d'arnica pour donner la couleur.

CHUTE DU POIL

Le lavage avec l'acide phénique arrête la chute du poil, et calme la sensibilité de la peau.

La chute du poil est d'ordinaire causée par une maladie, et le plus souvent, elle est le résultat d'une alimentation insuffisante et d'écuries froides.

———————

DÉMANGEAISON DE LA QUEUE

Ceci a peu d'importance, mais pour éviter cet inconvénient, on lavera avec un mélange de 40 grammes d'acide hydrochlorique pour un litre d'eau.

PRISE DE LONGE

La prise de longe est une plaie qu'il faut traiter comme toute plaie, par les bains de rivière ou les réfrigérants, et par les émollients si les parties enflées sont très-douloureuses.

Si la plaie en se refermant forme un bourrelet, faites des frictions mercurielles.

SUROS-FUSÉES

Le suros est une tumeur osseuse et dure qui se forme sur l'os du canon, principalement aux membres antérieurs à la suite d'une contusion, d'une fatigue; ou qui est transmise par hérédité.

Lorsqu'il est bien placé, c'est-à-dire qu'il laisse glisser librement le tendon sans occasionner la boiterie, il ne constitue pas une tare et on peut le négliger.

Si au contraire, par sa position, ou par son développement, il arrive à se trouver en contact avec le tendon, il en résulte un frottement qui l'augmente d'abord, puis ensuite amène la fatigue de l'animal et la boiterie.

Lorsque les suros se correspondent sur l'un et l'autre côté de la région, ils sont dits chevillés, enfin lorsqu'ils forment comme un chapelet de petites bosselures, on les appelle fusées.

Les suros viennent rarement aux vieux chevaux, mais ils se montrent sur les jeunes chevaux, principalement au moment où ils commencent à travailler.

Il arrive souvent qu'un suros, au moment de sa formation, amène la claudication, puis qu'au bout de quelque temps il se résorbe, ses aspérités émoussées ne frottant plus sur le tendon, il devient inoffensif et ne fait plus boiter.

Ne touchez jamais à un suros qui ne rend pas le cheval boiteux, car votre médication.

11

en changeant sa forme, pourrait d'innocente la rendre dangereuse.

Si au contraire, l'animal manifeste la gêne et la souffrance qu'il en ressent, servez-vous de la pommade composée d'un mélange de bi-iodure de mercure et d'axonge dans la proportion de 1 à 16. Ce traitement échoue rarement et il a l'avantage de ne pas laisser de traces; nous donnons plus loin la manière dont il doit être fait.

S'il ne réussit pas et que la boiterie persiste, ayez alors recours au feu.

EPARVIN

Il existe deux sortes d'éparvin ; l'éparvin osseux, conséquence d'un exostose, et l'éparvin sec, qui n'est caractérisé que par un mouvement de flexion brusque et convulsif du jarret, l'orsqu'il entre en action.

Celui-ci, dont on ignore la cause exacte, est disgracieux et a toujours de la tendance à s'accroître ; il faut donc se garder d'acheter le cheval qui le possède.

L'éparvin osseux consiste dans un exostose

placé à la face interne du jarret à l'extrémité supérieure et intérieure des os du canon.

En se plaçant derrière l'animal ainsi affecté, on reconnaît cette tare à la terminaison brusque de l'extrémité inférieure de la face interne du jarret, le péroné faisant alors une saillie très-marquée au niveau de la chataigne, tandis que dans l'animal sain, il arrive d'une manière insensible sur le canon.

Presque toujours l'éparvin embrasse par sa base l'extrémité supérieure du canon, et la tête du péroné interne ; quelquefois son ossification remontant plus haut, vient gêner le tendon du muscle fléchisseur du canon, engendrant ainsi de vives douleurs à la moindre contraction du jarret.

Quelquefois encore l'exostose arrivant à des proportions considérables, se porte sur les os plats du jarret, et les ankilosant en arrête toute flexion.

L'éparvin, qui ne consiste qu'en une tumeur peu forte sur la face interne du péroné, est peu grave, n'amène pas de boiterie et peut être négligé, il en est autrement lorsqu'il se porte en avant dans le pli du jarret, produisant non-seulement la boiterie, mais encore amenant à la moindre fatigue des engorgements considérables et l'ankilose.

L'éparvin attaque les chevaux, comme le suros, dans leur jeunesse et surtout au moment de leur dressage, où la main dure du cavalier, les arrêts courts, les glissades en sont la cause habituelle, enfin il se transmet par hérédité.

Prise à son début, cette affection peut céder au traitement des réfrigérants suivis de la pommade de bi-iodure de potassium, ou d'un vésicant, mais il faut presque toujours en arriver au feu.

JARDE—JARDON

Le jardon, est situé à l'opposé de l'éparvin, c'est-à-dire à la face externe du jarret dans la partie postérieure et inférieure à la tête du péroné externe.

Quelquefois il gagne les os tarsiens et la partie postérieure du canon, il prend alors le nom de jarde.

Il peut être inoffensif, lorsque son exotose est arrêtée et que la tumeur bien circonscrite laisse entre elle et les tendons des muscles un espace suffisant ; il ne faut cependant acheter un cheval ainsi taré que lorsque l'on a la certitude que l'affection est ancienne et ne fait pas boîter après une grande fatigue.

Lorsque la jarde, au contraire, se porte en arrière et arrive à joindre le tendon, quelquefois même à l'entourer, de manière que les tendons fléchisseurs du pied, au lieu de présenter une ligne droite depuis la pointe du jarret jusqu'au boulet, décrivent une courbe ou bosselure en arrière de la tête du péroné, et d'autant plus fort, que l'exostose est grosse ; alors elle est fort grave et, amène ordinairement la claudication ; le cheval pour éviter la douleur fauche ou traîne son membre et n'appuie que sur la pince.

Les causes sont les mêmes que celles de l'éparvin.

Le traitement est encore le même ; les réfrigérants en première ligne, et si l'inflammation une fois passée, la tumeur continue à amener de la souffrance et la boiterie le bi-iodure de mercure, ou mieux le feu.

VESSIGON — MOLETTES

Le vessigon résulte d'une altération de la membrane synoviale articulaire, petite bourse fermée de toute parts, et qui a pour fonction de secréter la synovie, liquide particulier de nature à faciliter le frottement des os entre eux, ou le glissement des tendons qui passent près des articulations des membres. Si cette synovie se reproduit en trop grande ou trop petite quantité, ou acquiert une mauvaise qualité, l'articulation en souffre, et les corps frottés s'irritent; il s'ensuit alors que les bourses synoviales se distendent et produisent ce qu'on appelle vessigons au jarret, et mollettes aux articulations ordinaires.

Si les vessigons ne sont qu'une surabondance de synovie de bonne nature, ils sont sans inconvénient, et même disparaissent quelquefois naturellement.

Ils sont situés à la face interne ou externe du jarret, et souvent des deux côtés à la fois.

Le traitement, qu'on leur oppose, consiste en frictions d'eau-de-vie camphrée et d'eau de Lavande.

La molette est située le long du canon au-dessus du boulet; elle est dite chevillée lorsqu'elle paraît des deux côtés à la fois. Le repos la résorbe souvent, mais le travail la ramène.

Lorsqu'elle ne fait pas boîter il ne faut pas traiter autrement que par les réfrigérants ou

11.

les astringents; mais lorsqu'elle amène la boiterie, avec le repos et la teinture d'iode, on en triomphe; si ce moyen échoue, il faut recourir aux vésicatoires et au fer chaud.

CAPELET

Si le capelet n'est qu'un épaississement de la peau, ce que le toucher indique clairement, on ne doit pas s'en inquiéter, car il n'apportera jamais aucune gêne, et avec des frictions d'eau-de-vie camphrée, s'il est récent, on en aura raison.

Si, au contraire, il est le résultat d'une surabondance de synovie, en le comprimant avec les doigts, la fluctuation que vous sentirez vous l'indiquera; dans ce cas seulement il peut amener la boiterie, le tendon qui glisse sur la pointe du jarret pouvant s'irriter, et amener des désordres.

On doit alors employer les réfrigérants, les douches froides, ou le cataplasme d'argile et de vinaigre répété, ou enfin les vésicatoires.

La boiterie par le capelet est fort rare.

MALANDRES — SOLANDRES

La malandre est une crevasse qui vient au
pli du genou et dégage une humeur âcre et
fétide qui corrode la peau.

La solandre est la même affection, lorsqu'elle est située au pli du jarret.

Ces crevasses s'étendent et se creusent
lorsqu'elles ne sont pas soignées, elles font
boiter le cheval et amènent un grand engorgement dans le membre.

Au début, appliquez des émolients, ensuite
détergez la plaie avec des lotions de teinture

d'aloès, et pensez avec l'onguent dessicatif suivant :

Céruse.	250	grammes
Sel de Saturne. . .	31	—
Vitriol blanc. . . .	31	—
Cire vierge.	62	—
Saindoux.	1	kilogramme

Broyez les trois premières substances et mettez la quantité d'huile d'olive suffisante pour former, sous l'action du feu, une pâte.

Faites suivre la guérison par une purgation.

COURBE

Comme toutes les tares osseuses, elle n'est une cause de boiterie que lorsque l'exostose qu'elle a déterminée gêne les ligaments et le tendon, et les détourne de leur direction normale.

Elle est située à l'intérieur du jarret et à l'extrémité inférieure de l'os de la jambe. Lorsqu'elle est naturelle chez le cheval, elle est lisse et pointue et ne produit aucun désordre, si au contraire elle est le résultat de coups ou d'efforts, elle est irrégulière, large, et se fait facilement reconnaître à ses bords bien circonscrits et brusquement élevés; elle rend alors la flexion du jarret difficile et douloureuse, et la claudication s'ensuit. A son début, elle amène une inflammation et un engorgement que l'on peut facilement guérir à l'aide de douches froides, de bains d'eau courante suivis de frictions d'au-de-vie camphrée, et en maintenant un repos de quelques jours.

Mais si l'on a négligé les premiers symptômes, et attendu que le cheval accuse son mal par la boiterie, alors il faut recourir aux vésicants ou à la pommade de bi-iodure de mercure. Si enfin ces moyens ne réussissent pas à empêcher le développement de la tumeur, le feu est le seul remède.

On doit, lorsque le cheval travaille pendant le traitement et même quelque temps après, faire poser des crampons aux fers pour soulager les muscles extenseurs du jarret.

Le fer à crampon est du reste une nécessité dans toutes les maladies du jarret.

La courbe, comme toutes les exostoses, se transmet par hérédité.

GROSSE JAMBE

La grosse jambe est l'induration d'un gonflement du tissu osseux, résultat le plus souvent d'anciennes entorses, de contusions ou
plaies, elle est toujours une tare désagréable
à l'œil, mais n'empêche pas le plus souvent
l'animal de faire un service très-dur.

Il s'établit une couche de lymphe ou un
dépôt de liquide morbide dans les cellules des
os ; quelquefois l'inflammation du périoste dé-
termine des dépôts osseux, et l'inflammation
des ligaments suspenseurs se résout par l'os-

sification des parties, mais lorsqu'il ne s'ensuit aucun désordre dans le mouvement des membres, ni aucune boiterie, le cheval peut supporter de grandes fatigues sans que sa jambe ne se détériore davantage; il est néanmoins utile, après une journée sévère, d'user de douches ou bains d'eau froide, et de faire suivre ce traitement de bonnes flanelles.

Les flanelles mouillées d'eau chaude ont ici une grande valeur pour enlever au tissu cellulaire son inflammation.

EFFORT DE BOULET

L'effort de boulet, accident qui met bien des chevaux de chasse à l'infirmerie, est une véritable entorse; on la reconnaît à l'efface-ment de l'angle du boulet. Dans les efforts graves le cheval fléchit en avant son boulet.

La boiterie, la chaleur et la sensibilité de l'articulation sont les caractères de cette affection.

Prenez 32 grammes d'alun calciné pour 6 blancs d'œuf, battez le mélange ; imbibez de ce mélange une bande de toile de 2 mètres de long sur 7 centimètres de large, enduisez des plumasseaux que vous faites tenir avec la bande, ôtez au bout de huit à dix jours de repos, et remettez une nouvelle application si la boiterie persiste. Après la guérison, abaissez les talons du cheval, et mettez-lui des fers minces en éponges.

On emploie aussi avec succès la teinture de cantharides, les frictions d'eau-de-vie camphrée et essence de lavande, enfin les vésicatoires et le feu.

EAUX AUX JAMBES — CREVASSES

Les eaux aux jambes sont le résultat d'une
constitution débilitée et appauvrie, du mauvais pansage; d'une saison froide et humide
et de l'âcreté des boues.

Prise à son début, cette maladie doit céder
devant les cataplasmes de farine de lin, les
purgatifs suivis de toniques, d'une bonne alimentation et d'un bon pansage.

Cette maladie qui attaque plus souvent les
paturons des membres postérieurs que ceux
des antérieurs, n'est à proprement parler

qu'un érésypèle du paturon. Lorsque cet érésypèle n'a pas été pris à temps, la peau se
crevasse transversalement, et laisse échapper
un liquide, ou pus, âcre et corrosif qui amène
la chute des poils. On doit alors employer les
cordiaux et les diurétiques, et faire tenir les
paturons malades bien propres en les lavant
tous les deux jours avec de l'eau de savon
chaude. Entre les deux lavages, il faut enve-
lopper les paturons avec des cataplasmes de
graine de lin ; et si l'écoulement n'est pas ainsi
arrêté, employer les astringents : le sulfate
de cuivre ammoniacal, ou saupoudrer avec
une poudre composée d'une partie de sulfate
de cuivre pour huit parties de racine de
tormentille.

Les eaux aux jambes peuvent durer des
mois et amener les fics et le crapaud.

Cette maladie, plus connue dans les écuries
de chasse sous le nom de crevasses, s'y

montre fréquemment, et cela se comprend, car lorsqu'un cheval est resté toute une journée dans des terrains humides avec une couche de boue lui couvrant les membres, on conçoit facilement l'irritation qui doit se porter à la peau, et c'est alors que le lavage à l'eau chaude, suivi des flanelles mouillées, trouve son application pour adoucir cette irritation et calmer l'inflammation.

Les recettes pour combattre cette affection sont nombreuses, mais se réduisent toutes à ceci, un émollient suivi d'un astringent et une grande propreté.

Outre celles déjà citées, on peut encore se servir de l'onguent suivant :

Sucre de plomb.	4 gros
Axonge.	125 grammes
Céruse.	2 onces
Alun en poudre.	1 —
Vitriol blanc.	1/2 —
Huile d'olive.	1 once 1/2

L'eau de Goulard est également bonne pour les crevasses.

Le comte Lecouteulx indique le remède suivant, d'une grande simplicité et qui nous a donné d'excellentes réussites : Séchez le paturon au torchon et appliquez une onction d'huile battue avec l'extrait de saturne. Lavez deux fois par jour au savon noir, séchez de nouveau le paturon et remettez la pommade aussitôt qu'il est sec. Le troisième jour, mettez l'onguent mercuriel, et continuez quelque temps. En résumé, un cheval en condition, reçu au retour de la chasse par un groom soigneux, ne doit pas avoir et n'aura pas de crevasses.

FORME

La forme est une tumeur osseuse, n'ayant aucune adhérence avec la peau et se développant sur les os du paturon, de la couronne et du pied.

Elle est sans danger lorsqu'elle se trouve placée sur le côté du paturon et séparée de la couronne et de tous ligaments ou muscles extenseurs du pied; elle n'amène pas alors de boiterie et est la suite d'un accident, mais ce cas est rare, et en général la forme produit une claudication d'autant plus intense que son développement est grand, et qu'elle est placée plus en avant sous le tendon extenseur du pied, ou en arrière sous les tendons fléchisseurs, enfin ses effets sont surtout terribles lorsqu'elle gagne l'os de la couronne, arrêtant ainsi la mobilité de l'articulation et détruisant complétement l'élasticité du pied.

La forme a pour cause les contusions atteintes ou blessures qui ont amené la carie des cartilages latéraux du pied, et par suite son ossification ; elle se transmet aussi héréditairement comme toutes les exostoses.

Sur une forme à son début et encore molle, on peut essayer la pommade de bi-iodure de mercure, mais il est préférable de ne pas perdre de temps et de tâcher de l'arrêter avec le fer chaud, car une fois formée elle est incurable.

JAVART

Le javart est une tumeur phlegmoneuse qui attaque le pied, ou ses environs, et que l'on distingue en javart cutané, encorné et cartilagineux, suivant la partie qu'elle occupe.

Le javart simple ou cutané est plus fréquent dans les pieds postérieurs et affecte surtout le paturon.

La boiterie annonce le mal ; en touchant le paturon vous découvrez une sérosité puante, et votre pression cause de la douleur ;

en frottant cette partie avec un corps gras
la peau se coupe en rond et il s'en détache un petit bourbillon; le creux qu'il laisse
en tombant se remplit et la plaie se cicatrise.
Quelquefois une partie du bourbillon reste
renfermée sous la peau, elle la corrode alors
et creuse en dedans.

Le javart tendineux est celui qui est situé
sur le tendon et pénètre jusqu'à sa gaîne.

Le javart encorné est situé sur la couronne,
s'il est à l'endroit des quartiers, il carie le
cartillage, devient javart *cartilagineux* et est
fort grave.

Le javart simple provient des mêmes causes
que la crevasse et ne résiste guère à de bons
soins de propreté et à des pansements faits à
l'onguent égyptiac.

Le javart encorné provient des mêmes
causes et d'atteintes; il est plus dangereux à
cause de sa tendance à devenir cartilagineux;

12

il faut appliquer dès le début l'essence de térébenthine sur la couronne, et, si la suppuration s'établit, y aider par les suppuratifs, tels
que le basilicum et les onguents onctueux,
s'il y a un bourbillon, tâchez de le faire sup-
purer et de le détacher bien entièrement.

Si la contusion est au talon, sur la pointe,
et que le bourbillon ne se détache pas au
bout de quatre ou cinq jours, faites promener
le cheval; le mouvement aidera à sortir la
matière qui pourrait corroder les parties voisines. Si le bourbillon sort bien et qu'il n'y
ait plus d'écoulement, l'animal est guéri; appliquez néanmoins encore un peu l'onguent
égyptiac.

Si au contraire, le suintement liquide persiste, c'est qu'alors vous êtes arrivé à la
grave maladie du javart cartilagineux.

Le javart tendineux et le javart cartilagineux exigent les soins d'un habile vétéri-

naire, car il s'agit de découvrir avec la sonde quels sont les ravages de l'ulcération et jusqu'où ils s'étendent, afin d'arriver au cartillage carié et de le cautériser soit avec le sublimé corrosif, soit avec les injections de la liqueur de Villate. Ce traitement fait avec soin nécessite un grand mois avant d'arriver à la guérison; on ne doit pas s'effrayer de l'hémorrhagie qui survient quelquefois au bout d'une semaine ou deux, car elle annonce au contraire qu'il se forme des bourgeons charnus réparateurs, dont les petits vaisseaux ont été rompus par les injections, qu'il faut alors se borner à interrompre pendant trois ou quatre jours.

Lorsque la maladie n'a pas cédé devant ce traitement, on est alors forcé de faire l'opération du javart cartilagineux, dont la réussite complète est bien rare.

FOURBURE

La fourbure consiste dans l'accumulation du sang dans le tissu réticulaire du pied et dans l'inflammation de ce tissu.

Elle a pour causes un travail excessif, une course de vitesse exagérée, surtout sur un terrain dur, un refroidissement subit après une violente poussée, enfin et par dessus tout le manque de condition du cheval.

On la reconnaît à la chaleur des sabots, la sensibilité du pied, la raideur des membres, la fièvre et la perte de l'appétit.

Dans la marche, l'animal éprouve une grande peine, il appuie le pied en talon, ménageant la pince ; au repos, il réunit sous lui ses quatre membres et semble ne pouvoir s'appuyer sur les pieds antérieurs.

La marche de cette inflammation étant rapide, ne perdez pas de temps : saignez à la jugulaire, faites des fomentations d'essence de térébenthine aux genoux et aux jarrets, et menez le cheval à l'eau courante plusieurs heures par jour. Si la maladie ne cède pas, saignez en pince ou à la couronne, et enveloppez le sabot d'argile mélangé de sulfate de fer, en ayant soin de renouveler ce cataplasme dès qu'il est sec.

Cette maladie engendre souvent la chute du sabot, la fourmillière et autres affections du pied ; elle ne doit arriver au cheval en condition qu'à la suite d'un travail qui dépasse les limites de ses forces.

Nimrod et Goddwin assurent que jamais la fourbure n'attaque les pieds postérieurs; leur assertion est inexacte, car, quoique ce cas soit assez rare, nous connaissons deux exemples de chevaux dont la fourbure, à la suite d'une chasse, a été tellement violente, qu'à chacun d'eux les quatre sabots en sont tombés.

On comprend du reste facilement que, si ce n'est pas un choc qui amène la maladie du pied, si elle est la suite d'une inflammation générale, il n'y a pas de raison pour que cette maladie se borne aux pieds antérieurs et n'attaque pas les pieds postérieurs.

La fourmillière engendrée par la fourbure consiste en un vide ou décollement entre la muraille et la chair cannelée; ce mal est incurable, et l'animal qui en est atteint est impropre à tout service.

CRAPAUD ou FIC

Le crapaud est une maladie de la partie inférieure du pied, à la région de la fourchette. Il prend la forme d'une tumeur fibreuse, spongieuse, et rend une humeur noirâtre et fétide.

Il est surtout dangereux lorsque de la fourchette il se porte à la chair des talons et des quartiers et, gagnant la circonférence de la sole, arrive à détacher la chair des feuillets cornés ; le sabot ne tient plus alors au pied que par la couronne.

Ses causes les plus fréquentes sont le séjour dans les prés humides et marécageux, la malpropreté de l'écurie et la suite des eaux du paturon.

Lorsqu'il n'y a que la fourchette et la sole charnue attaquées, l'animal ne boite pas; la boiterie arrive lorsque la chair cannelée des talons est atteinte.

Si le crapaud est bénin, ou à son début, on peut brûler avec des caustiques, mais l'humeur se porte souvent plus loin, et il est préférable d'en venir de suite à la dessolure pour cautériser les racines elles-mêmes du mal.

Aussitôt le dessolement, appliquez sur la plaie des plumasseaux imbibés d'essence de térébenthine qu'on comprimera d'une manière unie, surtout à la fourchette; au bout de cinq jours vous les enlevez et pansez le crapaud à l'onguent égyptiaque, et le reste de la sole avec la térébenthine jusqu'à guérison.

Si le crapaud est grave et, attaquant la sole charnue jusqu'à l'os du pied, gagne même la chair des talons et celle des quartiers, mettez le cheval à la diète et appelez le vétérinaire, car la guérison est difficile, et il faudra toute son habileté pour y parvenir.

On guérit aussi le crapaud en maintenant constamment le pied dans la chaux vive.

13

ENCASTELURE

Lorsque l'encastelure tend à se produire, la paroi de la muraille prend une direction se rapprochant de la verticale, les talons se resserrent et la sole se creuse.

Le grand défaut du pied est alors de manquer d'élasticité et d'amener l'inflammation et beaucoup d'autres accidents par les chocs et secousses, qui réagissent alors d'autant plus violemment sur les organes contenus dans le pied.

Avec une fourchette forte et bonne, on peut combattre cette prédisposition par le fer à planches, qui, en changeant le point d'appui du pied, tend à faire élargir les talons; le poids entier du corps du cheval portant sur cette fourchette.

Mais souvent la fourchette est trop faible pour que l'on s'adresse à elle pour remplir cet office, on est alors amené à adopter le fer en croissant, fer dont les branches très-courtes s'arrêtent là où commencent les talons, et qu'on pose en entaillant la muraille de façon que les talons se trouvent de niveau avec ce fer; ces fers ne sont cependant d'un bon usage que dans les terrains mous, car sur les routes dures, ils deviennent une cause fréquente de souffrances pour le cheval dont les talons sont alors exposés à toutes les aspérités et à la dureté du sol. Le cheval, souffrant donc de ces talons, n'appuie plus que la pince, et il s'ensuit de fréquentes distensions de tendons et de boulets.

L'encastelure ayant pour résultat d'enlever au pied son élasticité, le principal but à atteindre est de la lui rendre, et pour cela il faut saturer la corne d'eau et en empêcher l'évaporation par le graissage avec l'onguent de pied aussitôt après le lavage.

La croissance de la corne devenant fort lente chez les chevaux encastelés, il sera utile de lui venir en aide par des vésicants appliqués sur la couronne toutes les quatre ou cinq semaines.

Le liniment composé de 64 grammes d'essence de térébenthine pour 24 grammes d'acide hydrochlorique est d'un bon emploi comme vésicatoire à la couronne ; lorsque le suintement qu'il amène est terminé et les croûtes tombées, on graisse la couronne avec l'onguent de pied.

Le pré marécageux est d'un grand secours avec ces sortes de pieds, parce que la corne reçoit l'humidité et, en même temps, la sole y trouve un appui suffisant pour en empêcher la descente. Lorsque l'on ne peut envoyer le cheval au marécage, on peut encore obtenir un effet satisfaisant avec la stalle en terre glaise et le tamponnement des pieds.

L'encastelure est un vice d'autant plus grave, que s'il n'a pas été prévenu à l'avance, il est difficile de l'arrêter complétement, et qu'il finit par rendre le cheval incapable de servir autrement que dans les terrains mous ; il est presque toujours la suite du manque de soins et de l'ineptie du maréchal.

Le cheval encastelé se guérit mieux avec le travail qu'avec le repos à l'écurie.

ÉTONNEMENT DU SABOT

On appelle ainsi l'ébranlement causé dans
le sabot par une commotion, un choc, de violents coups de brochoir, et des allures précipitées sur des routes dures.

Il en résulte une congestion de sang dans
le sabot; le pied devient brûlant et l'animal
éprouve de la peine à s'appuyer sur lui; il
ressent de la douleur lorsque l'on frappe autour de la muraille.

Si le mal est peu grave, il cède devant les
bains froids et un repos de quelques jours.

S'il est plus considérable et que la boiterie soit forte, déferrez le cheval, saignez en pince, trempez le pied dans une dissolution d'extrait de saturne et d'eau froide, et entourez-le d'un cataplasme d'argile, de suie et de dissolution de sulfate de fer.

Si enfin la maladie persiste, ayez recours à la stalle de terre glaise ou à la mise au pâturage marécageux.

BLEIME

La bleime est une meurtrissure de la sole sensible qui double la sole de corne.

En général, elle est produite par la partie postérieure de l'os du pied, comprimé violemment dans l'intérieur du sabot, lorsque le cheval est en action. Quelques vaisseaux sanguins étant alors déchirés, le sang s'infiltre à travers la corne vers l'angle des talons, plus particulièrement du talon interne.

Si les chevaux étaient convenablement ferrés, cette meurtrissure devrait être rare,

mais l'aplomb du pied est obtenu si peu souvent par les maréchaux, que l'on conçoit facilement que dans les efforts que le cheval est
appelé à faire sur des routes dures, la partie
charnue du pied éprouve ces mêmes tiraille-
ments que l'homme ressent, lorsque, dans des
chaussures trop étroites, son pied ne se pose
pas d'aplomb sur le sol; c'est même cette
identité de causes qui a répandu l'opinion
fausse, mais fort accréditée, que la bleime n'é-
tait autre chose qu'un cor.

Le meilleur mode de guérison consiste dans
la ferrure; employez pour cela des fers assez
épais pour que votre maréchal puisse ne pas
les faire porter sur les talons, de manière que
ceux-ci aient tout leur jeu, et faites dégager
la bleime pour qu'il ne s'y amasse point d'humeur; puis cautérisez avec la liqueur de
Villate.

La ferrure Charlier est très-efficace pour

les chevaux possédant de vieilles bleimes ; la
dureté des routes prédispose beaucoup à la
boiterie les pieds affectés de bleimes, il est
utile de les graisser fortement avec l'onguent
de pied suivant :

Térébenthine de Venise. . . . 1/2 livre
Goudron. . . . . 1/4 —
Résine blanche. . . . .   1 once
Poix de Bourgogne. . . . . .   1 —

La poix de Bourgogne employée seule sur
la sole du pied est aussi un excellent préser-
vatif, et d'un bon effet pour le cheval mis à
l'herbe.

Enfin, lorsque la bleime résiste à tous pansements, on peut employer la dessolure, mais
ce remède est bien long et sa réussite bien
irrégulière.

SEIME

La seime est une fente qui se forme dans la muraille du sabot depuis la couronne jusqu'en bas.

Elle attaque le plus souvent les quartiers des pieds de devant, ou la pince des pieds de derrière, et dans ce dernier cas on l'appelle seime en pied de bœuf, et en raison de l'épaisseur de la muraille en pince, elle est plus difficile à guérir que celle qui vient aux quartiers.

Les seimes proviennent de faiblesse du

pied, de sécheresse de la muraille à la suite d'un sabot trop paré ou trop rapé.

Si la seime est récente et peu grave, on en aura raison en graissant fortement le sabot, en n'employant le cheval que sur le terrain mou, et ajustant un fer de manière que la partie de corne fendue soit maintenue immobile.

Lorsqu'elle est ancienne, et qu'il survient à la face interne de la muraille, un bourrelet de corne, on doit amincir en biseau les bords de la fente, enlever le bourrelet de corne, appliquer un vésicant, ou une pointe de feu sur la couronne au-dessus de la seime, et là encore, il faudra un bon maréchal pour que le fer tienne bien exactement, maintenus immobiles e juxtaposés les bords de la fente.

CHEVAUX SURMENÉS

BATTEMENT DE CŒUR.

Il arrive quelquefois qu'à la suite d'une violente fatigue, ou d'une poussée trop forte, un cheval se trouve en détresse, sans être pour cela complétement fourbu ; il a ce qu'on appelle une fausse fourbure, est pris d'une sueur froide, de tremblements et de battements de cœur. Sa position est critique et si l'on ne soigne pas immédiatement l'animal ainsi surmené, vous arrivez à la fourbure complète.

Faites-le promener alors doucement en main, en le couvrant bien, donnez-lui un peu d'eau tiède et au bout d'une demi-heure, du sel de nitre dans un barbotage de son froid pour le faire uriner, et empêcher la constipation. Enveloppez chaudement ses jambes dans les flanelles, mettez dans ses pieds de la bouse de vache, et faites lui prendre le cordial suivant :

3 onces semence de cumin.
3 onces piment.
3 onces graine d'anis.
2 onces clous de girofle.
4 onces racine de gentiane.

Vous réduirez le tout en poudre, le pétrissez avec du miel en douze bols.

Si les yeux et les narines étaient enflammées, il ne faudrait pas se servir de ce cordial; mais faire avaler au cheval une bouteille de vin chaud.

Il est important alors de veiller le cheval, et de renouveler la bouse de vache fréquemment en l'imbibant de vinaigre, car, il faut surtout craindre l'augmentation de la fièvre des pieds.

Les jours suivants vous continuez les barbotages froids avec le sel de nitre.

STALLE DE TERRE GLAISE

Lorsque l'on ne peut envoyer le cheval au pâturage, on peut alors y suppléer pour les affections qui réclament ce traitement par la stalle ou le box de terre glaise.

Pour ce faire, vous recouvrez de terre glaise le pavage d'une stalle, vous tenez cette terre glaise constamment arrosée, et vous y mettez le cheval une grande partie de journée, en l'attachant au ratelier pour éviter qu'il ne se couche.

L'effet de cette humidité est d'adoucir et

faire croître la corne, d'élargir le sabot et de faire descendre la sole; l'inflammation du pied diminue par l'effet du rafraîchissement. Si le cheval a la fourchette échauffée, on préservera cette fourchette par l'application d'une couche de poix avant de le conduire dans la stalle.

TAMPONNEMENT DES PIEDS

Le tamponnement des pieds a pour but de rendre la sole douce et élastique ; le moyen le plus simple, et pour nous le meilleur, consiste dans le mélange de bouse de vache et d'argile trempé dans l'eau salée ou le vinaigre ; il est préférable à la terre glaise seule, en ce que cette terre glaise se sèche, se durcit et que si on n'a pas soin de l'enlever, le cheval se trouve avoir de véritables pierres dans le pied.

On se sert aussi de mousse ou d'étoupe qu'on imbibe d'eau ; ce mode est plus propre, mais plus difficile à maintenir humide que la bouse de vache, et n'est avantageux que dans le cas de fourchette pourrie, car alors la bouse de vache offre une trop grande humidité.

On s'est servi également des coussinets élastiques de M. Cherry (de Londres), qui consistent en tampons de feutre imbibés d'eau salée ; ils n'ont qu'une supériorité, celle de supporter la sole par leur résistance, mais à côté de cela, ils présentent bien des inconvénients, entre autres celui d'être fort difficiles à choisir, car trop petits, ils tombent et se perdent, et trop minces, ils ne remplissent pas le but, qui est de supporter la sole.

En second lieu l'inventeur les recommanda comme pouvant être laissés au pied pendant le travail, et cela est impraticable ; leur seule utilité est pour les pieds plats et les soles minces auxquelles ils servent alors de véritables doublures.

Les chevaux tendant à l'encastelure doivent être tamponnés, l'été, matin et soir.

DÉMANGEAISONS

Les démangeaisons proviennent d'humeurs qui se portent à la peau; on les soulage en purgeant l'animal et en lotionnant la partie attaquée avec une infusion de mauve, ou avec l'acide phénique.

———

VERRUES

Lorsque la verrue est cornée, c'est-à-dire, sèche, dure, et plus longue que large, il suffit de l'arracher ; lorsqu'au contraire elle est épaisse, molle et plus large que longue, il faut ou la faire tomber par une ligature, ou la cautériser au centre avec l'acide nitrique, en ayant soin de graisser le tour.

VÉSICANTS

Il ne faut pas abuser des vésicants, et fort souvent on réveille ainsi le lion qui dort et l'on n'est plus maître de l'apaiser, notamment lorsqu'on traite ainsi une exostose qui ne causait ni boiterie, ni fatigue.

Le vésicant ne produit un bon effet, que lorsqu'il a été assez multiplié, ou assez fort pour faire couler un serum de bonne qualité, car sa propriété naturelle est d'exciter une inflammation violente dans les parties auxquelles on l'applique, et par conséquent d'étendre la membrane cellulaire ou la peau.

Bien des chasseurs ont le tort, après une saison de chasse, où sous l'influence de la fatigue ou des piqûres d'ajoncs, les jambes de leurs chevaux se sont arrondies, de les passer à l'onguent vésicant, car si la fatigue ou même la boiterie proviennent d'affaiblissement, ou relâchement des membres, le vésicatoire peut être dangereux.

Restreignez les vésicants au traitement des tumeurs osseuses à leur début, ou à l'emploi sur la surface du corps pour servir de révulsif contre l'inflammation interne, ou encore dans les entorses après l'inflammation pour désemplir les vaisseaux voisins de la partie affectée.

FEU

Le feu rentre évidemment dans le domaine du vétérinaire, nous dirons seulement à ce sujet qu'on ne doit jamais l'employer qu'après avoir fait disparaître toute trace d'inflammation de la partie malade par les lotions résolutives et la purgation ; le feu mis sur une partie enflammée cause du dommage au lieu d'amener la guérison. Après le feu, la mise en liberté du malade, soit dans un paddock, soit dans un box est nécessaire, et une nourriture forte aidera puissamment au rétablissement.

En cas de mouches, on passera sur les raies du feu une couche d'huile de lin.

EMPLOI DU BIODURE DE MERCURE

L'iode est devenu un agent des plus usuels dans la pratique vétérinaire, et ses préparations, notamment le biodure de mercure sont employées de plus en plus, chaque jour.

La préparation, dont on se sert le plus, avec le biodure de mercure consiste en une pommade composée d'une partie de biodure contre huit de sain-doux ; pour les chevaux dont la Peau est délicate, on en réduit la force en doublant la quantité de sain-doux. M. Morton,

14

décrivant les effets de cette pommade, dit qu'elle augmente l'action des vaisseaux absorbants, et produit des résultats efficaces dans les suros, courbes, éparvins au début, tumeur synoviale, épaisissement de la peau, tumeur endurcie et excroissance anormale.

Avant de l'employer, il faut d'abord enlever l'inflammation, avec les cataplasmes ou les réfrigérants, tenir le corps libre par le barbotage de son froid, ou si la constitution du cheval est échauffée, par la purge.

L'inflammation ainsi calmée, vous faites pendant trois jours de suite, chaque matin une friction manuelle sèche, ou avec le bouchon de foin pendant dix minutes, que vous faites suivre d'une friction identique avec la pommade de biodure; il se produit alors une croûte que vous aidez à tomber par les fomentations et les lavages à l'eau de savon. Si le mal persiste, vous attendez que, les croûtes tombées, la peau soit bien renouvelée et vous recommencez.

L'avantage de cet agent est qu'il ne laisse aucune trace et que le poil repousse sans aucun changement.

———

FORMULES ET RECETTES DIVERSES

BREUVAGE ADOUCISSANT

Orge ordinaire.	250 grammes.
Eau.	2 litres.
Miel.	500 grammes.

Faites gonfler et bouillir l'orge dans une petite quantité d'eau que vous jetterez, faites bouillir de nouveau pendant une heure, retirez du feu et ajoutez le miel.

14.

BREUVAGE DIURÉTIQUE

Mettez bouillir trois poignées de menthe aquatique (pariétaire) dans six litres d'eau pendant cinq à six minutes, passez dans un linge et ajoutez 3 gros de sel de nitre et donnez en deux fois à cinq heures de distance. On peut ajouter une cuillerée à bouche d'essence de térébenthine.

Remède recommandé dans la rétention d'urine. Il peut aussi pour la même maladie être donné en lavement.

BREUVAGE CALMANT

Laudanum de Sydenham.	62 grammes.
Décoction de têtes de pavot.	1 litre.

BREUVAGE PURGATIF

Sulfate de soude.	125 grammes.
Aloès en poudre.	31 grammes.
Eau tiède.	1 litre.

Faites une infusion de séné dans un litre

d'eau bouillante, passez, exprimez le marc,
mettez les autres substances, mêlez et donnez
tiède.

BREUVAGE PURGATIF

Séné.	125 grammes.
Aloès en poudre	31 grammes.
Eau bouillante.	1 litre.

Faites infuser le séné dans l'eau bouillante,
passez, ajoutez l'aloès et donnez tiède.

BREUVAGE PURGATIF

Séné.	62 grammes.
Aloès en poudre.	32 grammes.
Calomel.	8 grammes.

Faites infuser le séné dans un litre d'eau
bouillante, passez, ajoutez l'aloès et le calomel,
et faites prendre tiède.

CATAPLASME ASTRINGENT POUR LES PIEDS

Terre glaise.	2 poignées.
Suie.	2 poignées.

Solution de sulfate de fer en quantité suffisante pour faire une pâte.

CATAPLASME ÉMOLLIENT

Feuilles récentes de mauve.	1 poignée.
Farine de graine de lin. .	1 poignée.
Racine de guimauve. . . .	2 onces.

Faites bouillir dans l'eau, mauve et racine de guimauve, passez et ajoutez la farine de graine de lin, faites cuire en remuant pour que le cataplasme ait la consistance nécessaire.

CATAPLASME MATURATIF

Prenez quatre gros oignons cuits sous la cendre, écrasez-les, mêlez-les à 4 onces de farine de graine de lin et quantité suffisante d'eau, faites cuire le tout, et après l'avoir retiré du feu ajoutez 4 onces de sain-doux et appliquez le cataplasme chaud.

LAVEMENT ÉMOLLIENT

1 litre 1/2 de son de froment.
5 têtes de pavot.

Pour deux litres d'eau, faire une décoction et administrer tiède.

LOTION ÉMOLLIENTE

6 onces de racine de guimauve.
4 têtes de pavot et 3 litres d'eau.

Faire une décoction et administrer tiède.

EAU DE GOULARD (ASTRINGENT)

Sous acétate de plomb liquide.	1 partie.
Eau-de-vie.	4 parties.
Eau.	24 parties.

TEINTURE RUBÉFIANTE

Cantharide en poudre. . .	62 grammes.
Euphorbe en poudre. . .	62 grammes.

Mettez dans une bouteille d'eau-de-vie à 22 degrés, bouchez avec soin, et exposez à une douce chaleur, ou enterrez dans le fumier pendant trois ou quatre jours.

ÉLECTUAIRE ADOUCISSANT ET CALMANT

(A DONNER PENDANT LE CATARRHE.)

 2 onces de guimauve en poudre.
 2 onces de gomme arabique en poudre.
 2 gros d'extrait aqueux d'opium.
 8 onces de miel.

Mêlez et faites prendre à jeun.

ÉLECTUAIRE POUR L'ANGINE

Extrait de belladone. . . . 12 grammes.
Poudre de réglisse. . . . . 1/2 livre.

Miel en quantité suffisante pour que l'électuaire soit mou, à prendre en six fois.

POUDRE DIAPHORÉTIQUE ET ANTIMONIALE

Sulfure d'antimoine brut. 4 onces.
Fleur de soufre. . . . . 2 onces.
Farine d'orge. . . . . . 8 onces.

Mélangez et donnez en deux à trois onces par jour au cheval.

ÉLECTUAIRE TONIQUE

Poudre de gentiane. . . .	1 once.
Sous-carbonate de fer. . .	1 once.
Miel.	8 onces.

Réduisez en poudre fine le sous-carbonate, incorporez-le au miel avec la poudre de gentiane, et administrez à jeun.

On augmentera graduellement la dose du carbonate de fer jusqu'à sept et huit onces.

MASTICATOIRE POUR DONNER L'APPETIT

Écrasez deux gousses d'ail, trempez-les dans deux cuillerées de vinaigre et une de sel, enveloppez dans un linge que vous mettez autour d'un filet, qu'on met dans la bouche du cheval.

PROVENDE TONIQUE ET NOURRISSANTE

1 livre de farine d'orge.
1 livre d'avoine concassée.
1 once de sel marin.

Mélangez et donnez en une ou plusieurs fois.

Cette provende est excellente dans la convalescence d'un cheval soumis à une grande diète, ou saigné abondamment, et enfin pour refaire un sang appauvri.

PROVENDE NOURRISSANTE ET EXCITANTE

4 litres d'avoine concassée.
2 onces de baies de genièvre.
1 once de sel marin.

MACHE ORDINAIRE

Avoine.	3 litres.
Féverolles.	1 poignée.

Versez l'eau bouillante sur l'avoine et les féverolles, et recouvrez avec un litre de farine

d'orge et un litre de son ; lorsque ce mélange
sera tiède, remuez et donnez au cheval.

THÉ DE FOIN

Prenez d'excellent foin ou trèfle, et versez
dessus de l'eau bouillante et un once de sel
marin ; lorsque ce mélange est tiède, donnez-
le au cheval en y ajoutant un peu de farine
d'orge.

Cette boisson est excellente pour un cheval
épuisé et qui se refuse à manger.

LINIMENT POUR LE CHEVAL NERF-FERRÉ
(BROKENDONN.)

3 litres d'eau.	1 once sucre de plomb.
1/2 litre vinaigre.	1 once alun de roche.
1/2 litre esprit de vin.	

CORDIAL POUR UN CHEVAL EN DÉTRESSE

Semence de cumin. . . .	3 onces.
Graine d'anis.	3 onces.

15

Piment.	3 onces.
Clous de girofle.	2 onces.
Racine de gentiane. . . .	4 onces.

Réduire en poudre, pétrir avec du miel en douze bols.

Ne pas donner ces bols, quand les yeux et les narines sont enflammés.

ONGUENT DE PIED (DE MILES.)

Sain-doux.	1 litre 1/2
Goudron.	1/4 litre.
Miel	1/4 litre.
Cire d'abeilles.	1/4 litre.
Glycérine.	3 onces.

GRUAU D'AVOINE

Mêlez à froid une livre de farine d'avoine, avec quatre litres d'eau, faites bouillir en remuant et faites boire très-refroidi.

BREUVAGE POUR COLIQUES

10 grammes de sulfate de soude.
5 grammes d'azotate de potasse.

Mélangés dans de l'eau..

EAU STYPTIQUE D'ALIBOURG

Sulfate de zinc.	10 grammes.
Sulfate de fer.	10 grammes.
Sulfate de cuivre.	10 grammes.
Sulfate d'alumine.	10 grammes.
Chlorydrate d'amoniaque. .	5 grammes.
Camphre en poudre. . . .	2 grammes.
Safran en poudre.	1 gramme.
Alccol à 22 degrés. . . .	200 grammes.
Eau ordinaire.	1 kilogramme.

Cette eau est un astringent puissant.

LINIMENT EXCITANT POUR FRICTIONS

A LA COURONNE POUR CHEVAUX ENCASTELÉS.

Essence de térébenthine. .	64 grammes.
Acide hydrochlorique. . .	24 grammes.

LINIMENT CONTRE LA FATIGUE DES MEMBRES

> 1 litre eau-de-vie.
> 1 bouteille essence de Leming.

A employer deux jours après une chasse, quand le cheval doit avoir une semaine de repos.

PURGATIF DOUX

Sulfate de soude.	10 grammes.
Azotate de potasse.	5 grammes.
pour un litre d'ean.	

PILULES POUR TOUX CHRONIQUE

Emétique.	1 once 1/2.
Calomel.	4 drachmes.
Opium purifié.	1/4 once.

Faire 24 pilules et en donner deux par jour.

POUDRE DIGESTIVE POUR CHEVAUX SURMENÉS

> 2 onces soufre noir.
> 2 onces soufre ordinaire.

2 onces antimoine.

4 onces sel de nitre.

3 onces réglisse.

PILULES TONIQUES

Sulfate de fer. . . . . .   1/2 once.

Gingembre. . . . . . .   1 drachme.

Donner une pilule deux à trois fois par semaine, pendant deux semaines pour terminer la préparation d'un cheval avant l'époque des chasses.

LINIMENT POUR ÉCARTS, FOULURES, ENTORSES

1/2 litre essence térébenthine.

1/2 litre essence de lavande.

FIN

TABLE DES CHAPITRES

PREMIÈRE PARTIE

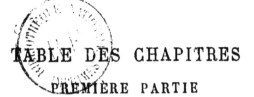

DEUXIÈME PARTIE

Poissy. — Typ. S. Lejay et Cie.

Imprimé en France
FROC031240010720
24394FR00012B/226